JN181699

あたため整体学

整体・健昴会代表
宮川眞人

彩図社

はじめに

人間の体は37度を基準に恒常的に体温が保たれています。住む場所の気候風土や人種に左右されず、また、その土地の食べ物にも左右されずに、この地球に生きる人間の体の温度は皆共通しています。

しかしながら、近年この日本では、平熱が36度を切る低体温症と呼ばれる女性が増えてきました。夏でも靴下を履いて寝ていたり、常に体の冷えを訴える女性が目立って多くなってきています。

そして、その女性の多くが、その対処法として漢方薬やサプリメントに頼っているのが現状です。しかし、そういったものを飲んで一時的に体温が上がったとしても、それを持続させるために、一生涯、漢方薬やサプリメントを摂《と》らなければならないのでしょうか。はたして、それが本当の解決策なのでしょうか。

まず、体温を上げることを考える前に、なぜ、体温が上がらず低いのかの原因を考える必要があります。

それには、そういった症状を訴える人の体を丹念に観察し、共通した体の特徴といったものを拾い上げてゆくことが第一だと思うのですが、残念ながら現代の西洋医学の世界では、体を調べるのは血液検査やレントゲンといった機械的なものを使い、体を数値に置き換えることばかりしています。それでは本質的な体の共通項は導き出せません し、実際、現代医学は打つ手がありません。

しかしながら、現代医学とは全く異なる世界観を持つ「整体学」では、常に丹念に体を観察することが最も大事な前提であり、人の体の伸びや硬直、そして、捻《ねじ》れや萎縮、こういったものを力学的に追っていって、意味合いと体の連動性を考えるのです。

そうすると、整体学的には、低体温であると訴える人の体には共通した特徴があることが分かります。そして、低体温というのは様々な病気の根源であることも分かるのです。

本書では、その特徴、そして、改善方法を解説したいと思います。

物事の原因の一端が分かれば、それを改善する方法を導くことができます。低体温症にしても、漢方薬やサプリメントですべて解決されるのではなく、やはり本当は自分の体の内に問題があり、それを改善するのは自分の自覚と、改善に向かった努力しかないことが分かるはずです。

ある意味、自分の体を本質的に変えようと思ったら、他力本願的な考えは捨て、あくまで自分の体の内なる力を信じ、少しずつ着実に目標に向かった努力を継続することが必要になるのです。

あえて自分の体の方向性を変えようと決意する人にとって、そして、形骸化した西洋医学的世界に疑問を抱く人にとって、また、商業主義に陥った健康産業にうんざりしている人にとって、本書に提示する「整体学的な身体観」というものが、自分の体を見直すきっかけになればと私は思います。

あたため整体学

◆

目次

第1章　あたためることはなぜ良いか

第2章　体をあたためる整体体操（健体法）

第3章　小豆タオル活用法

第4章　体をあたためる生活習慣

第1章　あたためることはなぜ良いか

◆体温をつくる場所

通常、健康体の体温は36・5度前後といいますが、この36・5度というのは脇の下で計った温度であって、実は、胴体の中では約38度、そして、手先や足先では約28〜29度になっています。

この脇の下で計った温度を基準としての体温が35度台の、いわゆる低体温症や冷え性の人が近年とても増えています。

この低体温の状態では、免疫機能や新陳代謝が低下しウイルス感染を起こしやすくなります。また、体内酵素の働きも悪くなり、消化吸収力も低下し、エネルギー生産能力も低下します。そして、一説によれば、ガン細胞は35度台の体温を好み、42度の体温で死滅するとも言われていますので、やはり体温はある程度高い方が良いのです。

それでは、主に体温をつくると考えられる場所は人体のどこでしょうか。

医学的に体温をつくるところは、一般に筋肉と肝臓と胃腸と言われています。しかしながら、整体学が体温と密接な関係があると考えている場所は、第一が肝臓、第二が腎臓、そして、肝臓、腎臓を動かす大本の心臓・肺です。

文字通り、「肝心（腎）要」かんじんかなめです。

肝臓に大きな役割がある理由は、やはり、肝臓が食物からの栄養を蓄え、糖分というエネルギーの蓄積場所であるからです。それでは、なぜ腎臓が熱と関係しているかというと、それは、腎臓が血液のフィルターの役目を持ち、体の中の体液の流れを司《つかさど》っているからなのです。

つまり、腎臓そのものはエネルギーの蓄積はしませんが、体の中の流れを淀みなく行なうことで、体中に熱が伝わってゆくのです。

流れが悪ければ当然、そこへは熱が入っていきません。ですから、腎臓は、肝臓から発生した熱を淀みなく体中に巡らせる役割があります。

だから、肝臓と腎臓は兄弟のようなもので、肝臓が悪い人は腎臓も悪いし、腎臓が悪い人は肝臓も悪いはずです。

肺・心臓は、やはり人の体の根幹の部分です。この働きが十分でないと体中には酸素も栄養も行き渡りません。心臓や肺は順番以前の大切な部分です。肝臓や腎臓の働きは、心臓や肺の心肺機能がその元になっていると言えます。

もっと簡単に言えば、肝臓は体を燃やすところ（熱を発生させるところ）、腎臓は体を冷やすところ（熱を循環させ体を冷ます）、その肝腎を動かしているのが、心臓と肺です。肝臓と腎臓は兄弟のようではありますが、相剋する働きを持っていると言えましょう。

◆あたたかい体・冷たい体の特徴

寒い地方に住む人の体は冷たく、暑い地方に住む人の体は熱い、ということはあり得ません。人の体はどこに住もうが中庸を保とうとします。夏が来れば体は冷えることを求め、冬が来れば体はあたたかさを求めるのが普通です。夏は薄着に、冬は厚着になるのが当たり前です。真冬でも半袖一丁で居られることが良い体ということにはなりません。

つまり、その季節や環境の振り幅にうまく順応できる体というものが本来の良い体、つまり、体がいつもあたたかく感じる体です。

簡単に、以下に図を示してみましょう。


冷えを感じるとオシッコが近くなったり、腎臓の流れが良くないお年寄りがトイレが近くなるのも、腎臓の働きと冷えというものが関係しているからなのです。また、風邪等では発熱しますが、どこから熱が出ているのかというと、これは肝臓からなのです。

お酒の飲み過ぎな人が、足が熱いと言って冬場でも布団から足を出していることがあります。これは腎臓と肝臓の疲労がミック

冷える	あたたかい	熱い
陰	中庸	陽
腎臓	心臓・肺	肝臓
収束させる働き		発生させる働き

スした状態ですが、基本的に、腎臓の流れが悪くなると体は冷えを感じ、肝臓が悪くなると体は熱を帯びてくると言えるのです。

しかしながら、前述したように、肝腎は兄弟のようなもので、全く別々な関係として存在はしていません。更年期障害と言われる症状で、体は冷えるが顔だけが熱くのぼせると言う女性がいるように、片方だけが問題ではありません。

それでは、あたたかい体・中庸の体というのはどのような体かと言うと……それは、汗を出すことのできる体なのです。

熱が出れば体は汗を出します。熱を発散することで体温を下げようとします。これは実は汗を出すことが分散・発散・排泄させる行為そのものだということです。

汗を出すことで、肝臓に溜まった熱を分散します。そしてまた、汗はオシッコの一種ですので、汗を出すことで腎臓の働きを助け、流れを改善させるのです。

体の冷えによる不調や症状は枚挙に暇がありませんが、単純に言うと、いつも体に冷えを感じる人は、汗をかけない、または、汗をかかない人なのであって、そういう人は、肝臓や腎臓の機能は滞《とどこお》りがちであると言えます。

つまり、一言で言って、冷たい体の特徴は、汗が出ずに肝腎の流れと動きが滞っている体です。

あたたかい体の特徴は、体に振り幅があり、汗が良く出て常に中庸を保とうとする力がある体です。汗を出すことが、いかに肝腎の機能にとって重要であるかということなのです。

中年男性の加齢臭も（特に春先は臭い）、疲れた肝臓・腎臓にとってみれば当たり前の分散現象で、普段、そういう臭い人は汗をかかない生活をしているのです。

クーラーの効いたオフィスでパソコンとにらめっこばかりしていて、運動もせず、夏になっても汗をかいたことがないＯＬさんは、まさに冷え性の代名詞です。女性は生理があるため加齢臭はほとんどないはずなのですが、よく食べて動かずに汗をかかない現代女性は、これから先、閉経後に加齢臭が出てくるかもしれません。

◆体をあたためることの意味

皮膚呼吸という言葉をよく耳にします。

カエルやイモリなどの両生類は文字通りの皮膚呼吸をしていますが、人は皮膚では呼吸をほとんどしていません。

人の場合、皮膚の生理的な役割というのは、汗腺や皮脂腺から老廃物を排泄させたり、車のラジエーターのように熱を分散させることです。つまり、皮膚は生理学的にも分散や排泄の役割の方が大きなウエイトを占めています。

皮膚をあたためることは、すなわち、分散・排泄を促すことになります。このことが体をあたためることの本質的な意味なのです。汗は、その分散・排泄の目に見えるひとつの形です。

しかしながら、単純に体をあたためることで、老廃物が排泄されるのではありません。つまり、その後ろには、あたためることで人の皮膚感覚にある心地良さや快という感覚が引っ張り出されるので体が緩む、ということが重要です。緩むから肺（心）・

肝・腎の働きがスムーズになる。だから排泄されるのです。

あたためる	→ 緩ませる	→ 排泄できる体	→ 健康体	
冷やす	→ 硬直する	→ 溜まってゆく体	→ 病体	

体は生きている限り緩みが必要です。緩みがあるから生きてゆけるわけです。そのためには体が持っているエネルギーを分散できる緩みのある体が理想です。そして、我々の生活の中で、人の体の持つエネルギーの分散や排泄をスムーズに推し進めるのに役立つことこそ、他ならない「体をあたためること」なのです。

体をあたためることで排泄を生み、排泄を起こすことによって「吸収の欲求」が生まれます。排泄や分散の前提がなければ、再生や成長はありません。

赤ん坊だって生まれてすぐには母親の乳首には吸い付きません。まず、大声で泣くでしょう。そして、滞便を排泄します。それから乳に吸い付くのです。

最近の日本人は、サプリメントや栄養剤を体に入れることばかり考えて、溜め込むことばかりで体から捨てることを嫌います。出すことをしません。

しかし、出さない体にはいくら入れても再生は起こりえないのです。体をあたためようと、テレビの宣伝に出てくるサプリメントを飲んだところで、結局、動かない汗をかかない体には気休めにすぎないのです。

◆体の歪みと冷え

さて、今までの項で、整体学的には心臓・肺を元にして肝臓や腎臓の働きのバランスが悪くなると体は冷えを感じるということを述べてきました。

しかし、こういった臓器的な話をすると、肝臓にはウコンが良いとか、腎臓にはこの漢方薬というように、つい口に入れるものに結論が終着してしまいがちです。そうではなくて、そういった臓器が疲労するのはなぜかといった問題の方が大切です。

確かに臓器ですので、長年の飲酒や喫煙、過労、そしてストレスで肝臓や腎臓、心臓や肺は疲労します。しかしながら、それらは要因ではありますが、それらにまた結論が執着するのであれば……、ストレスをなくして過労を避け、飲酒や喫煙をしなければ健康であるといった、これまた短絡的な結論になってしまいます。

整体学は、「はじめに」でも述べましたが、人の体の歪みや硬直といった人体の構造的な問題を追究するもので、その人の体がどのように歪んで硬直しているかによって、どの臓器が疲労を起こし、また、疲労が抜けなくなるのか、という見方をしています。つまり、構造的な歪みを取り除いてゆけば、臓器的疲労は取れやすくなり、臓器の機能は十分に発揮できる状態を保つことができるはずだと考えるのです。簡単に例えると、外の器の歪みを整えると、中身は自然に整うし、外の器が歪んでいれば中身も歪むという考えです。

それでは、次に体の歪みというものはどのようなものかを具体的に説明いたします。

人の体というものは、拙著『病気にならない整体学』でも述べましたが、体の右側は肝臓系統、左側は心臓系統に支配されています。

肝臓は体の右側に大きく配置され、頭の働きと深い関係があります。それゆえ、人は右利き左利きに関係なく体の右側が左側より力が強い傾向を持っています。軸足という概念に関係なく、右脚で前進し、左脚で舵を取る、こういった動きが人の体にはあるのです。ちなみに、それがトラック競技の左回りの理由だと思います。

また、肝臓は疲労すると萎縮の傾向を持ち（肝硬変）、心臓は疲労すると弛緩する傾向（心肥大）がありますが、これが骨盤の動きにも影響し、骨盤の右の腸骨は前側に萎縮する傾向を持ち、左の腸骨は下がる傾向を持つことになります。つまり、この傾向が脚・足にまで連動して人の体の捻れを作る元になるわけです。

そして、この捻れの中心点が、腎臓のあるラインである胸椎10番、11番なのです。

（本書の中では、「脚」は太ももから下の部分を指し、「足」は足首から下を指します）

この腎臓のある胸椎10、11番の上に、胸椎8、9番という肝臓のラインがあります。まさに肝腎は兄弟です。このことは、肝臓・腎臓が疲労すれば体は捻れやすくなるということを物語っています。

肝臓と腎臓が疲労し、骨盤までもが連動して捻れると、極端に脚の長さや脚の歪みを作ってゆきます。もちろんそれは上体にまで飛び火し、汗の出の急処である肩胛骨に左右差ができ、腕の伸びを制限し首や頭の骨までもが歪んできます。

この歪みの状態がひどければひどいほど、やはり、体の中の状態は良いわけがありません。当然、肝臓や腎臓の機能はさらに衰え、新陳代謝が低下し、体の中の流れは不十分となり、分散・排泄が滞り体温が低下してゆくのです。

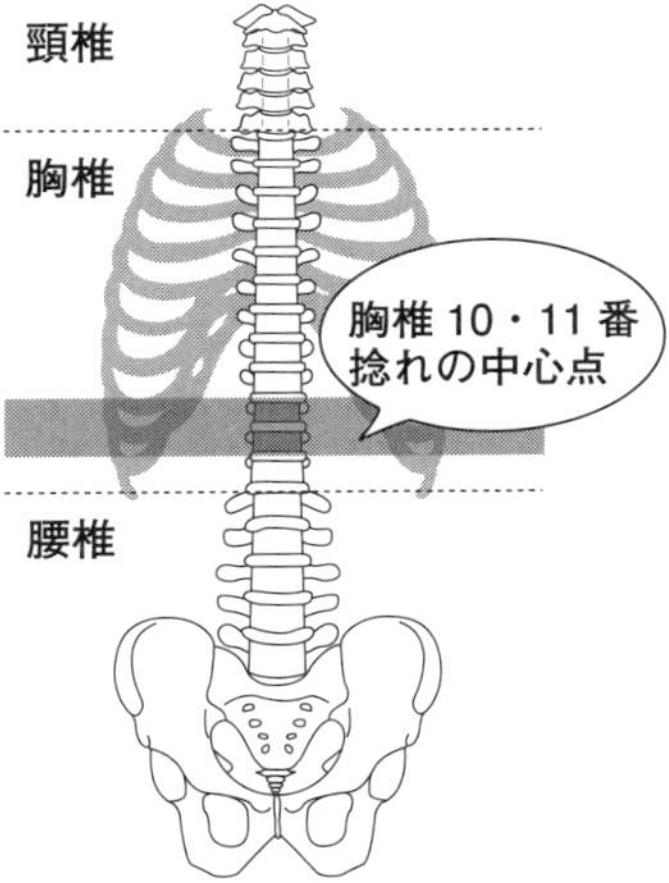

背骨の図

つまり、整体学的には、低体温の人の体は、程度の差はあれ、このような歪みの傾向を抱えていると考えられるのです。

◆女性の骨盤と冷え

男性と女性では骨盤の大きさが違うのは皆さんご存じでしょうが、骨盤には大きさだけでなく、男性と女性の、それぞれの動きの特徴というものがあります。

女性は、子供を宿すために生理があるようにできていますので、特に骨盤の動きは普段から顕著です。女性の場合、左右の腸骨がフッと緩んで開いたり、緊張して閉じたりという振り幅があります。排卵日に左の腸骨の緩みが生じ、右の腸骨が緩むと生理が始まるという動きがあると整体学では考えています。

生理が終わるに従って右の腸骨が先に締まり、その後に左の腸骨が締まってきます。この動きによって女性の体を作ってゆくのですが、女性は常に骨盤が中心となって体全体が動きますので、この骨盤の動きのスムーズさと女性の体温というものは親密な関係があります。

特に、右の腸骨は肝臓と頭の系統ですので、現代の若い女性は右の腸骨の硬直という問題を抱えていることが多く、そのために婦人科系の病症に入ったり、冷え性になったりするのです。

女性は子宮で物事を考えると言いますが、実にその通りで、世界観自体が男性と異なります。つまり、女性の存在の根幹は性そのものです。質の良い性的な交渉というものが成人女性の体には必要不可欠とも言えるのです。性交渉による性的な動きが、その女性の骨盤の動きを左右してしまうことにもなります。つまり、体の冷えを感じてしまう女性は、そういった性的な骨盤の動きが足りないとも言えるのです。

不妊症というのも、卵管が細いとか詰まっているとかの西洋医学的観点では解決しないのではないでしょうか。不妊症は整体学的には女性の骨盤の硬直が元です（もちろん、男性側の問題もありますが）。不妊症と不感症と冷え性は、女性の場合、ほとんど同じ部類であることが多いのです。

骨盤の硬直により、側腹と呼んでいる脇腹が縮み、恥骨が前に飛び出てきます。恥骨が前に出てくると体全体の流れがさらに悪くなり、腎臓系統の硬直に呼吸器の硬直を伴い冷え性の傾向に入ります。胸椎10、11番というのは腎臓ではありますが、女性の場合はここが骨盤の動きと深い関係性があるので、腎臓系統の硬直と骨盤の硬直は同時進行で起こります。

冷え性を改善させれば性的な感受性も高まるはずです（その逆も言えます）。そのためには、女性の場合は特に股関節を緩め、内股を柔軟にしなければなりません。内股は流れの急処だからです。

後述する左右開脚やカエル足体操は、女性の骨盤の弾力を回復させ、様々な症状の改善にとても適しているのです。

◆現代の若い女性の脚の歪み

近年の若い女性の歩いている姿を見ると、大変驚かされることがあります。

それは脚なのですが、太いとか細いとかではありません。歩行時のつま先の向きがおかしいのです。足のつま先が内側を向いていて、歩いていて自分の脚に絡まってしまうのではないかと思うような状態で歩いている女性が非常に多いのです。

女性の場合、左足のつま先が最初に内側に向いてゆき、ひどくなってゆくと右足のつま先までもが内側に向いてゆく傾向があります。それは体の左側が相対的に弱いからなのですが、近年は特に右足のつま先までもが内側に向いている女性が多くなってきているのです。


右足のつま先を内側に向けて歩いている女性は、右腸骨の硬直、すなわち、右腸骨が前に入ってきている状態が必ずあります。

これは、肝臓系統の疲労が常に抜けない形です。女性の場合、右の腸骨の硬直は婦人科系の病症を引っ張って炎症傾向の体を作ります。

左足のつま先を内側に向けて歩いている女性は循環器系統や呼吸器系統の弱い体です。足首が外反して内側にグシャッと潰れたようになっている女性もいます。

そういった体は冷えの傾向に入ってしまいます。女性に冷え性が多いのは、女性の足腰が本来柔軟な反面、筋力的には弱くなる可能性を男性よりも含んでいるからです。足が内向きの女性は骨盤が非常に硬く、脆弱な足腰になっていると考えられるのです。

朝の通勤時、青白い顔をして駅のホームに座り込んでいる若い女性を最近よく見かけます。駅員に介抱されながら立つその姿を見ると、一様にそういった女性は膝が内側に捻れていて、足のつま先も内側に向いているのです。立つことと歩くことの機能が弱くなっている体は、循環器系統が弱くなり貧血傾向の体になります。

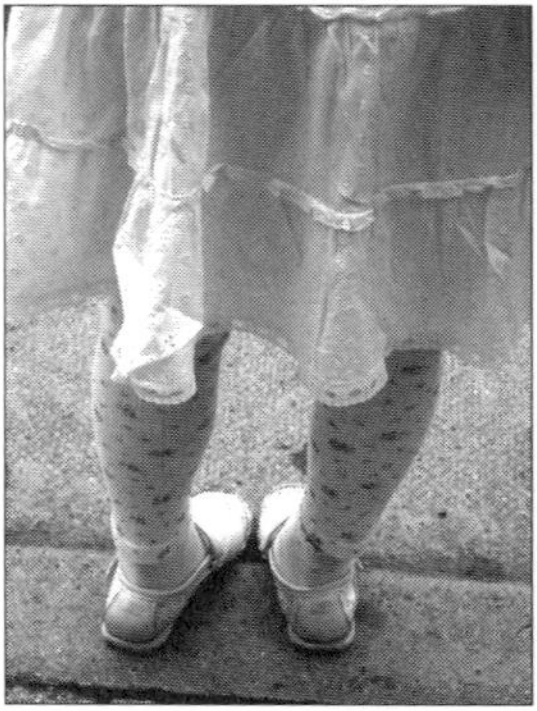
左右のつま先が共に内側に向いていて、しかも右足首が外反している女性

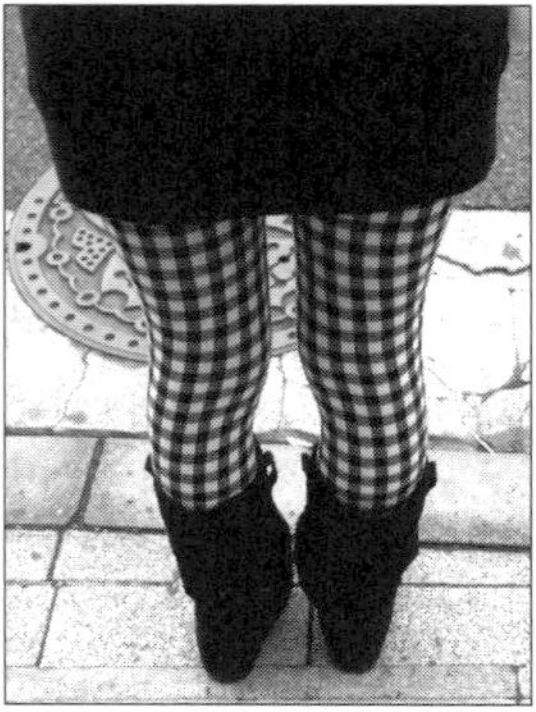
左膝が内側に向き、左足のつま先も内側に向いている女性

男性の場合はその逆で、一般的につま先は開く傾向があります。そして、肝機能に問題が出てくると、歩行時に右足のつま先が外に開いてゆきます。

呼吸器に何か問題がある人は左足のつま先を外に開いて歩いています。そこに上体の捻れが入ってきて左肩を上げて右肩を下げるような形になってくると、必ず心臓に問題が出てきてしまいます。

しかしながら、近年、女性ばかりでなく、若い男性の中にも足のつま先を内側に向けて歩いている人がいます。男性の女性化なのでしょうか。現代の若者は男女ともに足腰が非常に虚弱で、生命力に乏しい人種が増えているのだなと私は思います。

こういうことは本当に由々しき問題で、将来、子供を作らないのではなく、作ることが機能的に難しい男女が増えることを示唆していると私は思います。

人の脚と腕は相似形ですので、脚が弱くて腕が強いということはまずありません。脚が硬直していれば腕だって硬直しているのです。脚が縮んでいれば腕だって縮んでいるのです。脚や腕が歪めば中心の胴体は歪みます。

つまり、脚や腕の状態は体の中心である胴体の歪みを如実に映しているものなのです。ですから、捻れの中心は腎臓のある胴体ではありますが、脚と腕の歪みをまず修整しなければ、中心の胴体の歪みは連動して修整できないと考えられるのです。腕や脚の修整が根本的冷え症改善の方法になるはずです。

後の項で説明する体操で、腕や脚を使ってゆくのも、この理由からです。

◆体の捻れは脚と腕と腹に出る

肘の後ろが硬直すると血圧が高くなったり不眠症になったりします。また、耳の問題（難聴や耳鳴り）は膝の後ろが伸びずに坐骨が下がった場合に起こったりします。また、食べ過ぎや飲み過ぎは膝に症状として現れます。

そして、左のふくらはぎを押さえると痛いのは食べ過ぎや心臓の疲労で、右のふくらはぎを押さえて痛いのは飲み過ぎや肝臓の疲労傾向というように、脚や腕には体を整えるポイントや体の状況を映している場所が整体学的に多数あります。これは、体全体が全て連動している証拠です。

その体の主な連動のラインの一例を、まず、分かりやすいように以下の図に表してみます。

膝関節や肘関節は、胸椎10、11番の腎臓系統と連動性があって、胸椎10、11番で体が捻れると、必ず膝や肘は真っ直ぐ伸びずに捻れてきます。背中の図の破線（ーーー）は背中の二側と呼ばれる起立筋のラインで、点線（……）は三側と呼ばれる起立筋の外側のラインです。

（背中の一、二、三側に関しては、拙著『誰も書かなかった整体学』『病気にならない整体学』を参照してください）

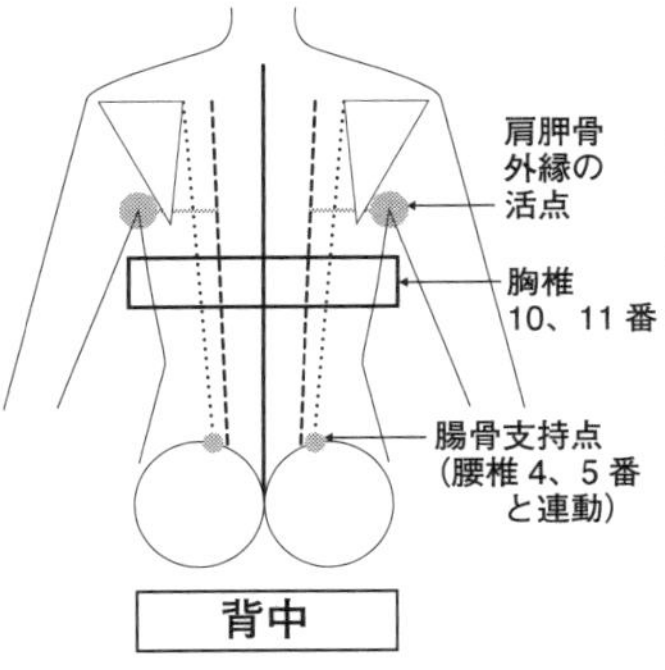

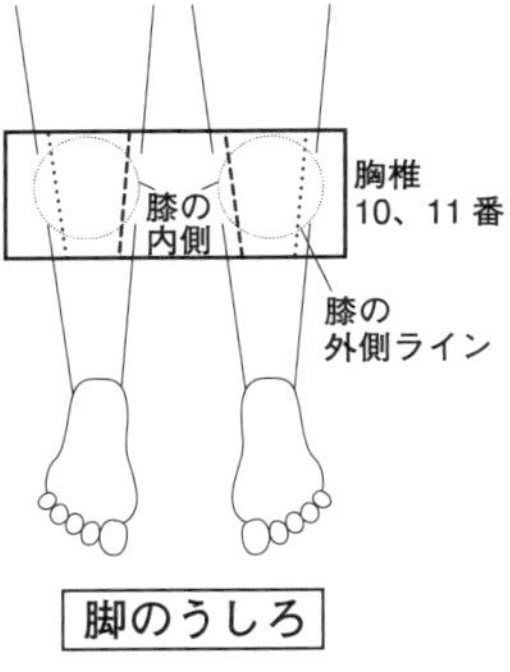

これで、どういったことが分かるかというと、基本的に体の伸びというのは、足の指から土踏まず、アキレス腱、膝後ろ、ももの後ろの付け根を通って背中の起立筋に連動し、そして、さらに腕の内側の肘の伸びから手首、指の反りにまで連動しているということです。

背中の伸びや反りは、背中の二側線・三側線のラインの伸びと関係していて、それは膝と肘の伸びに集約されているのです。

例えば、腰が曲がっているお年寄りは、膝も曲がってピンとは伸びません。また、肘も曲がって伸びづらくなっているはずです。

つまり、腰が後弯《こうわん》するのは腰だけの問題ではなく、改善には膝と肘の伸びをつけてゆか

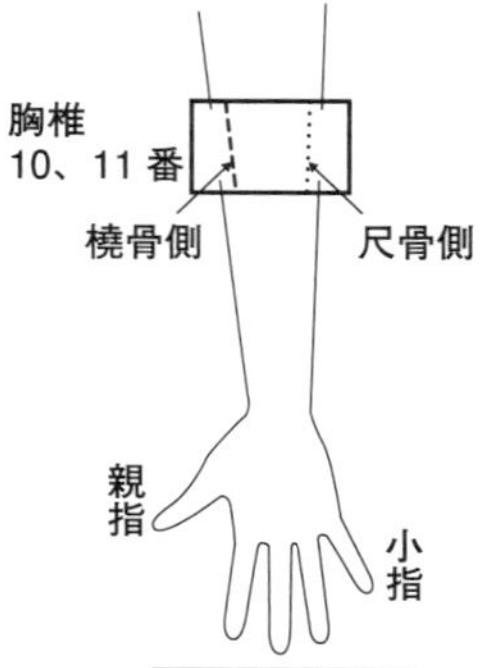

腕（内側）

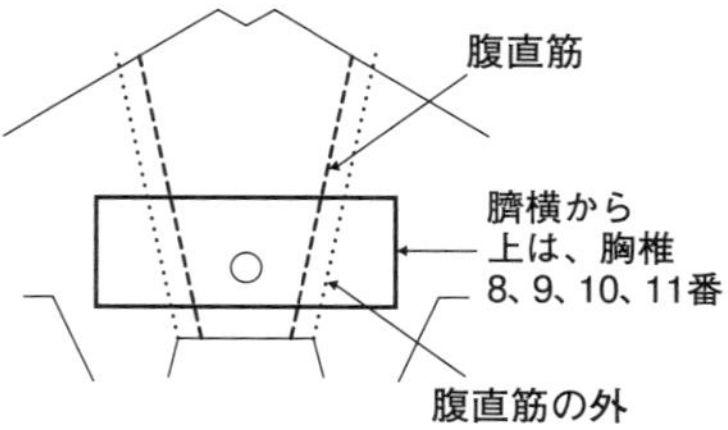

腹

ねば本質的な改善にはならないことが分かります。

慢性の腰痛やギックリ腰にしても、必ず膝後ろが伸びづらくなっていて起こります。また、連動で腹直筋も硬くなっているはずなのです。いかに腎臓の疲労や捻れが体中に大きく関わっているかということなのです。

ですから、基本的に、このラインの改善を図ることで、体の流れと捻れが調整され、体の冷えという問題から離れることができるのです。

◆人体の状態は臍《へそ》八方に集まる・健昴会整体学「臍八方」

先ほど、肘や膝が伸びづらくなり、腰が後弯すると、腹直筋も硬くなっているはずだと述べましたが、腹直筋が硬くなると腰が曲がってきます。と言うより、胸椎10、11番の腎臓系が硬直すると、必ず臍横から、その上のラインを硬直させてゆきます。そして、その硬直がいつの間にか抜けなくなってゆくのです。そうすると臍の下の力が抜けてきて、脚の後ろの硬直と連動して恥骨が飛び出してきます。

つまり、腹が硬いのは良くないということです。へなへなでもいけませんが……。一番良いのは、臍《へそ》上が緩んでいて臍下に力がある状態になります。力があるといってもそれは硬直ではありません。腹直筋は左右差がなく弾力がある状態がベストなのです。

腎臓系統が疲れてくると、こういった連動性で、いつの間にか臍の上を硬くしてきて、逆に臍の下に力が入らなくなってきます。

また、こういった状態は、今まで説明したように当然のごとく膝の後ろが硬くなっていきます。そこで、膝が伸びず下腹部に力が入らず、その負荷が腰に入って徐々に腰に負担をかけてゆくのです。

ちなみに、ギックリ腰は腰をいじってはダメです。腰の調整は、腰ではなく膝後ろの伸びと腹部と臀部を使うというのが整体学的な施術法になります。

腰が痛いから腰の骨の問題とみるのは西洋医学ですが、療術でもギックリ腰のときにさかんに腰のマッサージをするところがあります。しかしそれは整体学的にみると非常に稚拙と言わざるを得ません。

体の状態は連動性によって必ず腹部に出ます。つまり、腹直筋に左右差がなく適度な弾力があり、臍上は緩み臍下に膨らむような力があれば、それは、脚の後ろや膝後ろが適度に伸び、左右差がなく、左右の腕も良く伸びる状態であるということが分かるのです。

健昴会整体学では、臍のまわり（臍から約1センチ周辺）を臍八方と呼んでいます。その八方のポイントにはそれぞれ意味があります。

施術のときに、臍八方の硬直を押さえ緩めることで、その人の持つ生命エネルギーの活性化を図るのです。こう言うと大げさに聞こえますが、臍八方のポイントは、そういった生きる根幹に直接触れてゆく処なのです。

なぜなら、人は臍の緒によって母親とつながり成長してゆきます。人の発育の源は臍にあり、臍は人の生命の中心とも言える場所だからです。そこが硬直して良いわけがありません。

人の体をボールに例えると、ボールを膨らませる口が臍です。臍は開いていなければなりません。閉じていてはエネルギーを吸収できません。その開きの力が体の螺旋

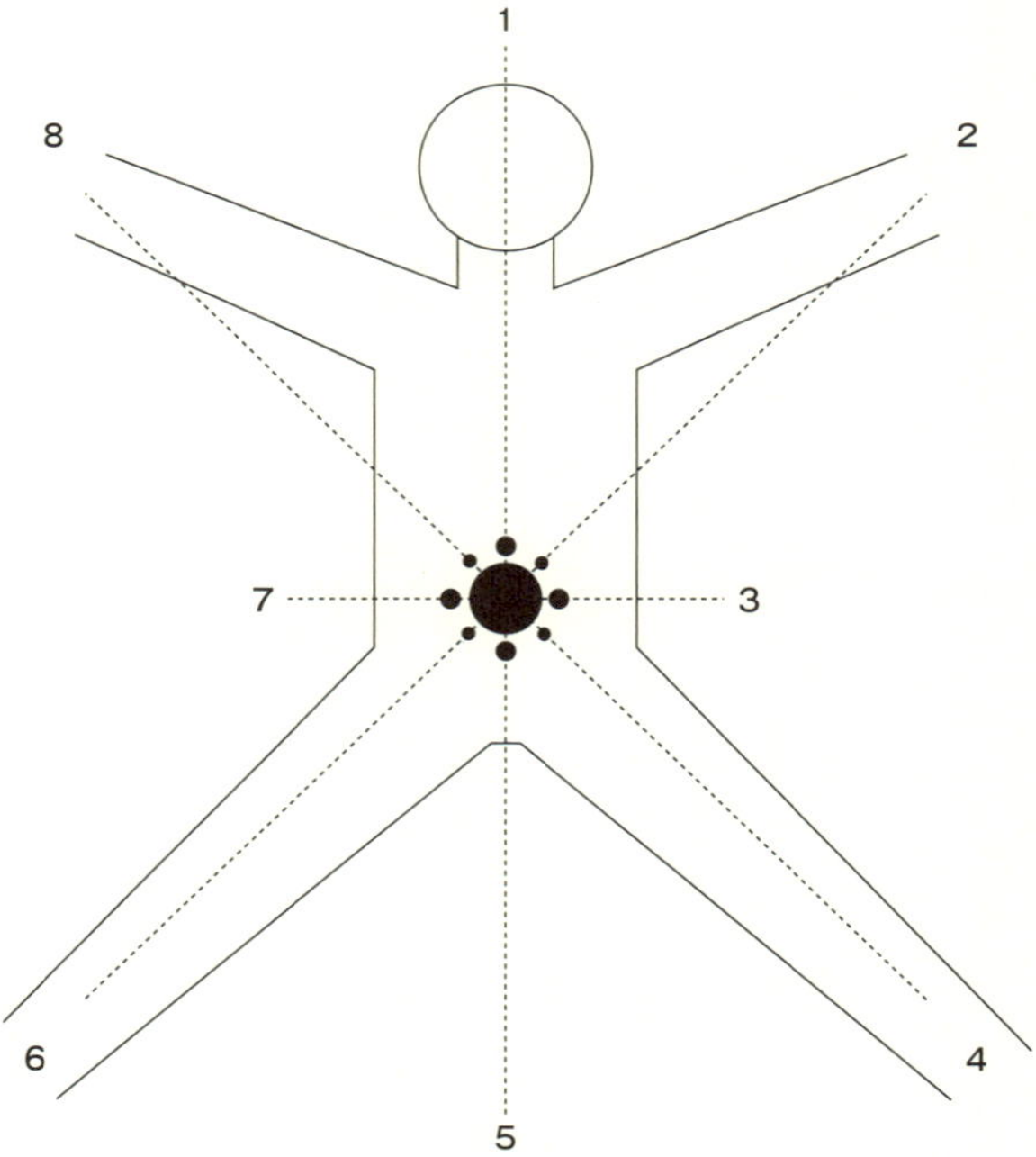

人の体の四肢を臍の八方と対応させて絵にしたもの

状の力（第4章の「立ち方を変える」（145ページ）で説明いたします）の源でもあります。体を絞る力の源なのです。臍の周りの状態に不具合があればエネルギーは取り込めないのです。

人の体の四肢を臍の八方と対応させて絵にすると右ページの図のようになります。また、詳しく臍八方の位置を示すと下図のようになります。

基本的に、腹には臍を中心とした八方向の放射状の広がりの力があります。図のA点は一般的に上丹田、B点は下丹田といわれる場所です。

腹には、臍を中心に八方向の延長線上、または腹直筋とその線が重なる場所に、いわゆる活点という体を活性化するポイントが現れますが、その

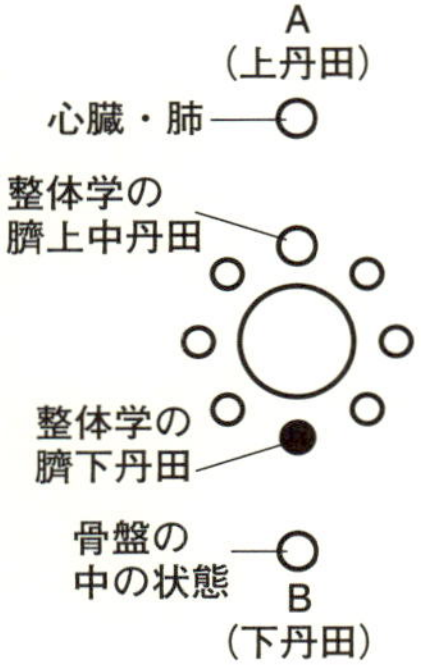

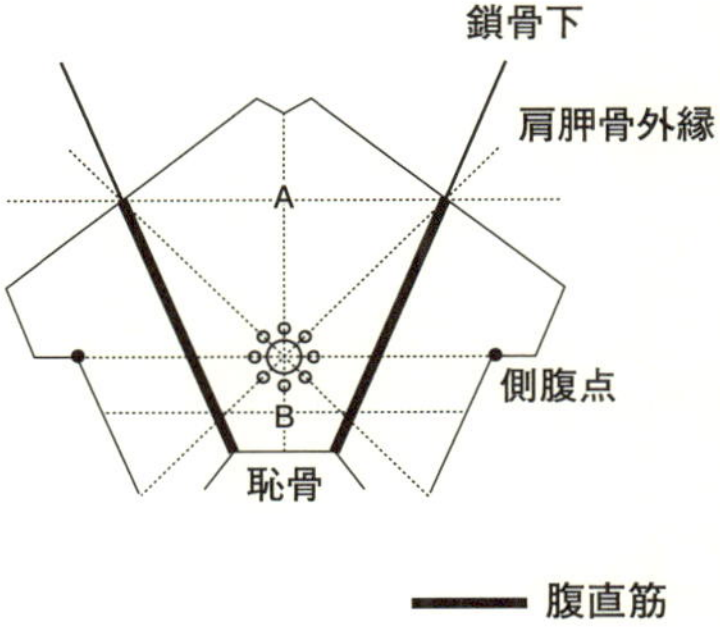

位置的な指針の基が臍の八方にあると健昴会整体学では考えます。

一般的には下丹田を臍下《せいか》丹田と言ったりしますが、整体学の臍下丹田は、まさしく臍の下の5番の位置にあるということに注意してください。

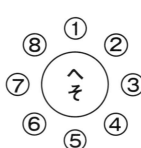

ここはその人の体のすべてのバランスが集まっている場所になります。上、斜め、横のすべてのポイントの状態が良くなり、はじめてこの5番の臍下丹田の状態が良くなるとも考えられます。

簡単に説明すると、次のようになります。

1番……肺・心臓の状態を表す。

胸椎3、4、5番と連動している。（頭部百会）

2番……左肺・心臓の状態を表す。膵臓の状態。
左の肩胛骨、左腕の状態と連動している。（左手2、3指間）

3番……胸椎8、9、10、11番と連動している。左腎臓、肝臓の状態。
（左・側腹点・腰椎4番左）

4番……骨盤の中の状態。（左卵巣）
左脚の状態を表す。（左足2、3指間）

5番……腰椎4、5番の状態。骨盤の状態。
体の中心軸の状態。その人の体そのもの。（会陰）

6番……骨盤の中の状態。（右卵巣）。
右脚の状態を表す。（右足2、3指間）

7番……胸椎8、9、10、11番と連動している。
右腎臓、肝臓の状態。（右・側腹点・腰椎4番右）

8番……右肺、肝臓の状態。

右肩胛骨、右腕の状態と連動している。
（右手2、3指間）

臍八方には、心臓、肺、腎臓、肝臓の状態、そして腕や脚の状態が顕著に表れるのです。

◆臍を中心とした反りの力

また、臍の重要性は、人体の内部に働く反りの力が臍を中心としていることにもあるのです。

表面的には、体の生理的彎曲は横から見たときにS字カーブを描いていますが、これは胸郭があるからそのような形をしているだけです。

大事なことは、表面的な形ではなく、内部にはどのような力がかかっているのかということです。

背中がS字カーブを描いていれば良い体というのではありません。体を考える上で、脚の伸びの状態をも視野に入れることで、人の体の全体像が見えてくるのです。

体の中に存在する力は次ページの図Ａのようになっています。

臍が前に出るから、臍を中心として、胸郭は膨らみヒップアップし、脚後ろ（膝後ろ）は伸びるのです。臍は腰椎３、４番のライン上にあり、いくら太って腹に肉がついたとしてもこの位置は変わりません。

もし、この臍の位置関係が崩れると、胸郭の膨らみと脚の後ろの伸びの連動性が失われ、たぶん人の二足歩行は不可能になると私は思います。

つまり、臍八方や腹全体が硬くなったり、腹を中に入れ込むような姿勢や形がいかに体のバランスにとって良くないかということなのです。

Ａの図を正常な健康体の内部に存在する力として、逆に、臍が前に出る力が足りなくなり、腹が硬直した状態になると、図のようなＳ字は逆Ｓ字になってゆきます。

そうなるとどうでしょうか。背中は曲がり、膝も曲がってゆく形になります。これが現代若者にも多い老人体型と言えるものです。Ｂの図のようになります。

臍が中に入り腹が硬直すると、背中は曲がり腎臓の機能も衰え、膝も常に曲がった状態になります。

◆心の状態は腹に現れる…心の発散と分散

「心と体はひとつ」と、よく言われます。

意気消沈したり、精神的なショックや嫌なことがあったりして、ストレスにさらされれば、人の体は当然変化します。緊張すれば手が冷たくなってきたり、冷や汗をかいたり、

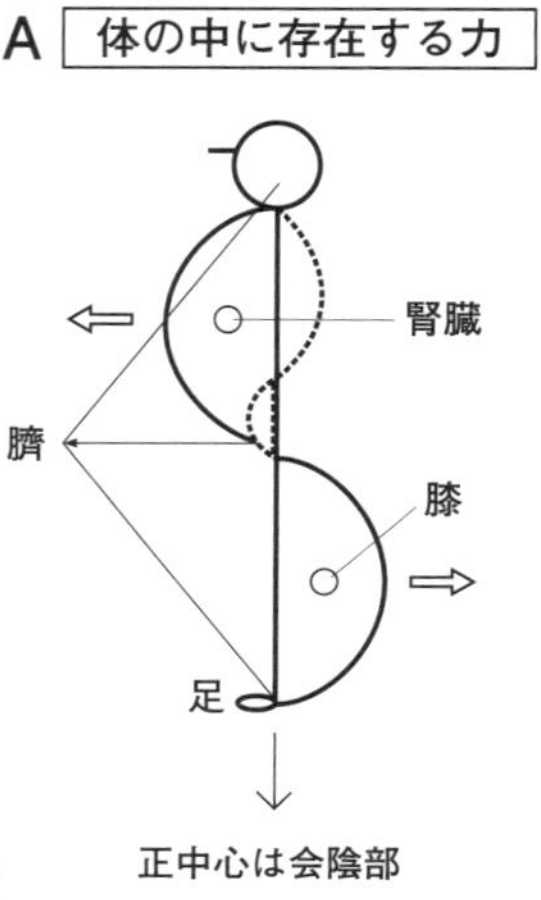

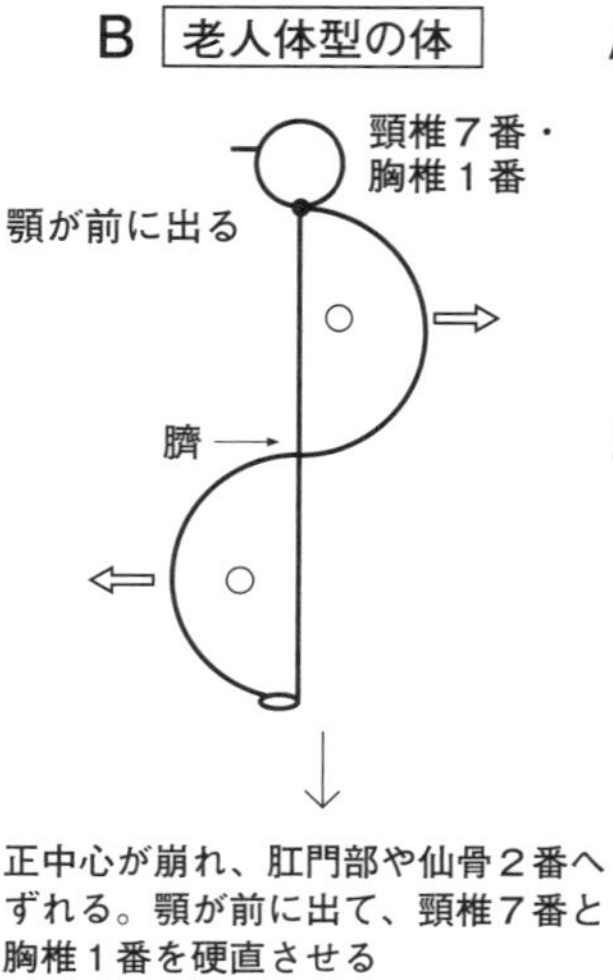

そして、呼吸が浅くなったりというように生理的な変化が真っ先に起きます。それは一言で言ってストレスによって体の萎縮・硬直・捻れが起きるからとも言えましょう。

体の萎縮や硬直や捻れは、肝臓や腎臓を中心とした体の構造的な問題と密接に関係していますが、本当は、その人の「心の方向性」というものも考える必要があります。つまり、なぜ肝臓や腎臓が硬直し体が捻れてしまうのか、そして、体が冷えるのか、という構造的な理由の後ろに隠れている本質的な原因は、心の状態とも関係しているということなのです。

ひとつ言えることは、硬直し萎縮し捻れる体というのは、溜め込む体です。発散や分散のできない体、しない体なのです。肉体的、精神的エネルギーを分散できない体です。

私は整体の仕事をやっていて、

「こんなに体が歪んでいるのに、この人は不思議なくらい元気だな!?」

と、思う人がたまにいます。

仮に、A氏と呼ぶことにしましょう。A氏は確かに体が少々捻れていて自覚症状もいろいろとありますが、とても元気で気持ちが前向きなのです。なぜ、そんな体をしているのに元気なのかと思ってしまうほどです。

実はA氏は、自分に合った発散・分散方法を自分で上手く日常の生活の中に取り入れているから元気なのです。

病気というものは、エネルギーの分散がうまくいかずに、自分の体の中に逆行し、暴発して起こるものであるという側面もあります。つまり振り幅が無くなった時に病気の形に入ってしまう。

しかし、A氏の体は捻れてしんどいかもしれませんが、自分のエネルギーの発散がうまくいっていて暴発までは行かないのです。だから元気なのです。A氏は自分の仕事に対して非常に誇りとやりがいをお持ちになっている人です。仕事は肉体的にも精神的にも大変かもしれませんが、その喜びを感じているのです。お酒を毎晩飲むのですが、それも楽しく美味しく飲んで、お酒をうまい分散の方法として使って、自分の体を上手くコントロールしています。このような人は、悪い方向の病気にはなりません。

また、経済的には何の不自由もないのに、いつも家庭や仕事や周りの人間関係に対して不満を抱えていて、いつも体のあちこちに不調を訴えてくる人がいます。この人を仮にB氏としましょう。

B氏は見るからにいつも元気がありません。体をみてみると、いつもお腹が硬い。お腹が硬くなると陰気になります。こういうのは、やはり自分の体の中のエネルギーの分散がうまくいっていないのだと思うのです。分散がうまくいかないので自分の体の中で暴発している。その暴発がいろいろな不調として出ているのです。

ストレスは誰にでもありますが、その処理方法は自分で決めなければなりません。整体学的には体の歪みや捻れが病気を生みます。しかし、そういった構造的な問題以外に、体の中のエネルギーの暴発というものが病気の芽となるのは確かです。

世の中には、いつも不調を訴え、いろいろな病院や治療院を渡り歩く人がいます。薬を飲んでも、施術を受けても一向に良くなりません。

しかし、そんなの当たり前なのです。自分の体の中で起こっている暴発の原因は何か、それを自覚し自分で処理しない限りだめなのです。しかも、そういった人に限って薬に頼ります。これは自分で自分に蓋をするようなものです。薬を飲むことは、病気の自分でいるひとつの言い訳なのです。薬に頼ることは心身共に蓋をしてゆくようなものなので、結局、排泄・分散ができなくなります。

人は生きているのですから、エネルギーの分散をしているのです。

エネルギーには、肉体のエネルギーばかりでなく、精神的なエネルギーの分散もあります。その両方のスムーズな分散が、人の体が本来求めていることであり、分散こそ快なのです。

お金を貯金するにしても、貯めることが目的ではなく最後には使うためにあるはずです。体は、栄養やエネルギーを蓄えること、溜めることを本来目的としてはいません。必ず来る自分の死に向けて、人はエネルギーを使い果たすことを快としているはずです。

精神的エネルギーを排泄・分散することが、肉体にある肝臓・腎臓のスムーズな動きを作ることに連動しているのは確かなことなのです。

人間には定められた一生というものがあって、生まれてきたならば死ぬ宿命が待っています。永遠に生きる人はいません。

生きるということは、簡単に言うとエネルギーを使うことです。エネルギーの分散・発散が生きるということの本質にあります。その、分散や発散がうまくいかないと人は病気になるとも言えるのです。何かを溜め込んで外に出せない人は体が硬直し捻れてきます。体が硬直し捻れてくれれば精神的にも鬱のような状態になったりします。結局、いくら体操をやっても食べ物に注意しても、自分の持っているエネルギーを外に出せない人は体を壊します。それが体と心というエネルギー物質を持った人の体なのです。

分散や発散は、時により風邪や発熱や下痢という病症と認識されてしまうような出来事によって起こる場合があります。しかし、分散や発散の後には必ず「緩み」があります。

排泄行為の後には必ず心身がリフレッシュできます。

しかしながら、現代人の特徴として、「入れる、溜め込む」ことがまずいつも頭にあります。「捨てる・出す」ことをなかなかしません。入れて溜め込むことが健康につながるという変な常識が支配しています。しかし、そういった概念こそ、まず捨てて、自分の心と体の中に溜め込んだものを少しずつ吐き出してゆかねばなりません。そして、生きるという行為は、自分の持っている体と心のエネルギーをすべて出し切ってゆくことである、ということに気づかなければなりません。

捨てたり、出したりするから、心も体もそこからまた何かを吸収し、新しい自分を開拓する欲求が生まれるのです。こういった心の緊張状態や緩みの状態は、やはり、その人の肉体である腹直筋や臍八方の状態によく表れるのです。それは臍がそもそも呼吸器であり、臍を中心として体が成り立っているからです。

よく「腹が立つ」と言いますが、怒りがつかえとして残ると、臍八方の7番が硬直します。怒りという心の状態が肝臓を腫らすのです。

◆心と体の捻れが体を冷やす

体の構造的な連動性を認識し、心の状態が体に及ぼす影響を考えるとき、本質的には自分の生き方の方向性を自分で模索する覚悟というものが必要です。その根底には、生きるとは自分を使い切ることであるといった孤高な精神が必要だと私は考えます。こういった心の方向性こそ、体に捻れを染み込ませない体づくりの本質に近いものなのです。

外から何かを入れてゆくことばかり考えることは、やはりそこに心の欠乏感といったものがあるからです。過食症が良い例です。ストレスによって、心は欠乏感を抱き、それを充足させるために体に物を入れようとする欲求が異常に湧いてくるのです。ですから、捨てるためにはどうしたら良いか、溜め込まないためにはどうしたら良いか、自分の持っているエネルギーを出し切るためには何をすれば良いか、という心構えや決意が、体の構造を立て直す実践行動と同時進行しなくてはなりません。

体をあたためようとしてサプリメントや薬を飲んだところで、結局は、体と心のバランスが崩れていればイタチごっこになるでしょう。

体を変えるには、やはり、自分の体は他人に任せず自分で変えるのだという確固たる信念が必要になります。体は一朝一夕で変わる（育てられる）ものではありませんが、今の自分の体は、すべて今までの自分の生活で作り上げたものであるという事実を忘れてはならないのです。今の自分の体の状態は誰のせいでもなく、自分にあるはずです。

医療というのは、施療者が病症を持つ人の体を治す行為であるという認識がありま す。西洋医学に代表される医療行為は、何か病気や痛みをその場ですぐに取り除いてくれるはずであると多くの人が考えます。

しかしながら、他人の体を治せる人はいないというのが真実です。薬ですら、それは病症に蓋をするもので、病気を治す薬というのは本質的にこの世に存在しません。

私は、整体という療術行為も他人の体を良くすることができるものだと以前は普通に考えていました。しかし、他人が他人の体など本質的に良くすることはできないという結論を今では抱いています。それはどんな医療・療術に関しても言えることです。人の体を紐解くことはできても、人の体を治すことは本人でないとできないのです。水飲み場に牛を引っ張って行くことはできても、水を無理矢理飲ますことはできないのです。また、いつまでもクライアントを手放さない療術家もいますが、共依存関係のもとでは真の健康はつくられません。体を良くする魔法はこの世に存在しません。

我々は他人に頼る療術行為から離れて、自分の体は自分で管理しなければならないと思います。それには、病気に近づかないための学問的な手段の一端を皆が知れば良いのではないでしょうか。その一端を目指しているのが整体学であり、私があえて整体と言わずに整体学であると主張する理由がここにあります。

整体学とは自分の体と心を知るための自分自身の学問なのです。

以上、この章では体をあたためるための整体学の理論的な話をしてきました。それでは次の章で、体の構造的な連動性や心の問題といったものを踏まえて、硬直や萎縮を取り、体をあたためるにはどうしたら良いのかといった実践的な方法を紹介したいと思います。

第２章　体をあたためる整体体操（健体法）

◆整体体操（健体法）

前章の説明のように、体の捻れは、脚の後ろや膝の後ろの硬直、そして、腕の伸びや肘後ろの硬直に表れます。ですから、腕や脚の伸びの改善を行なうことが、最終的に腎臓・肝臓の疲れを取り、骨盤や体幹の捻れや硬直を取る一番合理的な方法であり、体があたたまる方法と言えます。

逆に考えれば、四肢の伸びの改善を行なわない限り、いくら硬くなった背中の側線を押圧しても、背骨を矯正しても、骨盤を叩いても（!?）、つまり、体幹を中心に体を考えても、結局、体の捻れは取れないということです。すなわち、体の冷えは改善されないのです。

よく、体操をやって関節が痛くなったという人がいます。靱帯を伸ばすことになるのでストレッチ体操は体に良くないと主張する人がいます。しかし、それはやり方と考え方が間違っています。

まず、整体体操はほとんどストレッチ体操と同じですが、単に関節を伸ばしているのではありません。体というのは足の先から頭のてっぺんまで筋膜によってつながっています。ですから、例えば、左右開脚の体操をしていても、股関節だけを伸ばしているのではなく、脚の後ろと内股の伸びが、腰の反りとつながって、胸郭の開きとつながって、最終的には腕の伸びにまでつながっている感覚を引っ張り出してゆくのが整体学的な体操の考え方なのです。

つまり、体の連動性を体操によって感じ取ってゆき、後述する体の締まり感・螺旋状の力を作るのが整体体操の意味です。ですから、中国雑技団のようなアクロバティックな柔軟性を目指しているのではありません。グニャグニャした体が良いとは考えていないのです。

そしてまた、やり方は、いきなり体幹に近い場所を伸ばすのではなく、最初に一番遠いところである手や足の指先から伸ばしてゆくのが合理的な体操のやり方と考えています。それは、やはり、体全体はつながっていますので、遠い手先や足先から伸びの連動性を作ることが体幹の緩みを作ってゆくことになるからです。

例えば、足指や足首が硬いままなのに、前屈して膝後ろや脚の後ろを集中して伸ばしても伸びてこないのです。末端が硬いのに無理にギュウギュウやるから痛みが出てきてしまうのです。

ですから、整体学的体操（健体法）は、

1・体の連動性を感じ取る

2・指先末端から伸ばしてゆく

3・足裏や脚の後ろ、そして、腕の内側の伸びをつくることが健体法の基本と、いうことを忘れないようにして行なってください。

また、いきなりすべての体操ができるようになるわけはありません。少しずつ継続して行なう必要があります。

今回の体操の紹介は、皆さんが体操をやりやすいように、ステップ1からステップ3まで区分けしてみました。順番にやって頂くと体が慣れてきて効果的だと思います。

また、元々体の柔らかい人の中には、体操をやっても自分の体の得意な場所を使って、さも形はできているように見える人がいます。しかし、自分の体の左右差（特に脚や腕）を感じ取ってみることが大切です。また、真っ直ぐに伸ばすということに注意してください。そうすると、体の柔らかい人でも、今までいかに使っていない部分があるかが分かると思います。

健体法は、正座の形から始まり、最後はまた正座に戻って終わりになります。体操で体を単に伸ばせば良いというのではなく、体の正中心の重要性を日々味わってゆき、自分の体の連動性の感覚を養ってゆくことが大切です。そのために正座は非常に大切な形と言えます。

（健体法という呼び名は健昴会体操法の略称です。）

◆あたまり健体法・ステップ1

ステップ1の体操は、まず、体の流れを司っている腎臓系統と深い連動性のある脚の後ろの伸びと、足の指の伸び、踵《かかと》の伸び、そして、腕の内側の伸びを改善して体をあたためてゆく基本的、かつ最も重要な体操になります。

湿気や乾燥といったものは、脚の後ろや腕の内側を萎縮させる傾向がありますので、季節によって体調を崩しやすい人には特に重要です。

1・正座の形

正座は膝を完全に曲げ、太ももの前を伸ばす形ですので、足腰の柔軟性を保つ形と言えます。正座は体の正中心を作り上げるための健体法の基本中の基本の形です。

【注意点】

踵をお尻の外に逃がさないように注意する。踵に坐骨が乗るようにして、つま先は後ろに真っ直ぐに伸ばす。足首や親指を重ねてはダメ。両膝の間隔は、一拳《ひとこぶし》か二拳分くらい開ける。

お腹を前に突き出すようにして、腰の反りを意識し会陰部（肛門と生殖器の中間の場所）が地球の中心に向かうようにすることが大事です。

つま先が真っ直ぐ後ろに揃えられないというのは、足首が硬く、膝が捻転していて太ももの前側が萎縮しています。

簡単に言うと、正座を後ろから見たときに、踵がお尻の外側にきている方の腰は硬直しています。（一

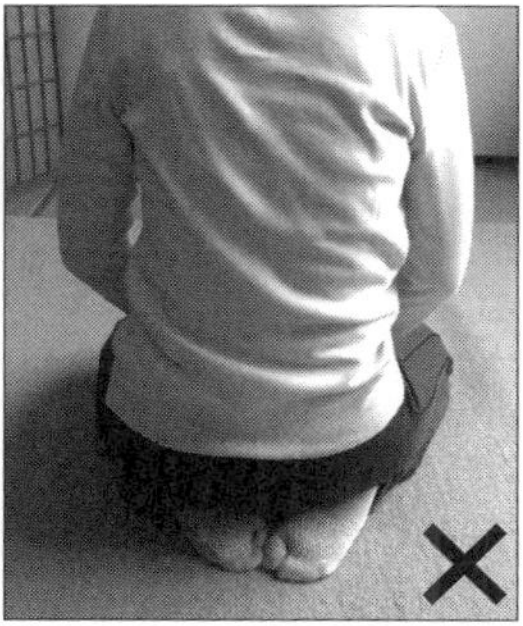

【正しくない正座】

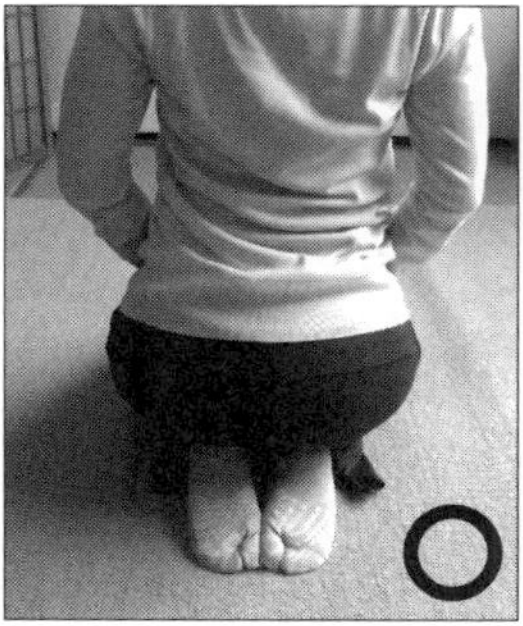

【正しい正座】

般的には左の踵が外にあるのが多い。つまり、左の腰が下がっている人が多い）

正座の形から立ち上がる動作訓練

①正座から、お尻を持ち上げ、両つま先を曲げてゆき踵座りをする。

②その形から踵を床に一気につけるようにしてスッと立ち上がる。茶道の立ち方であるが、手を使わずに立ち上がる理想型である。

足首、足裏、足の指の反りの可動性が、立つという動作に関わっていることが分かります。つまり、手を使わなければ立ち上がれない老人は、腰が弱っ

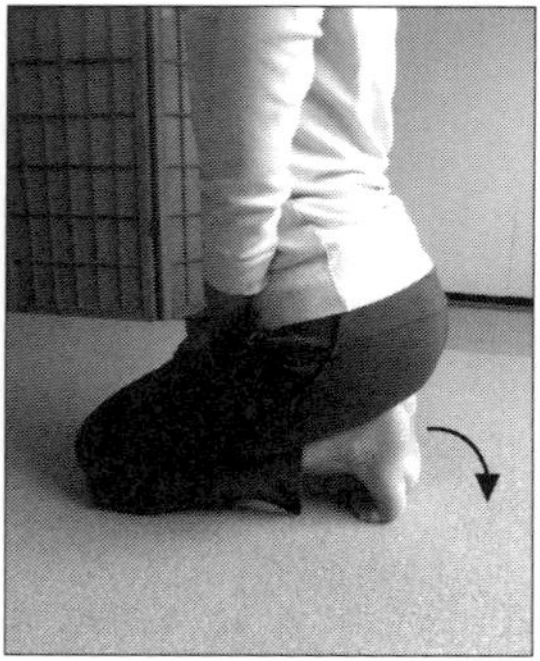

① 正座からお尻を持ち上げてゆく。

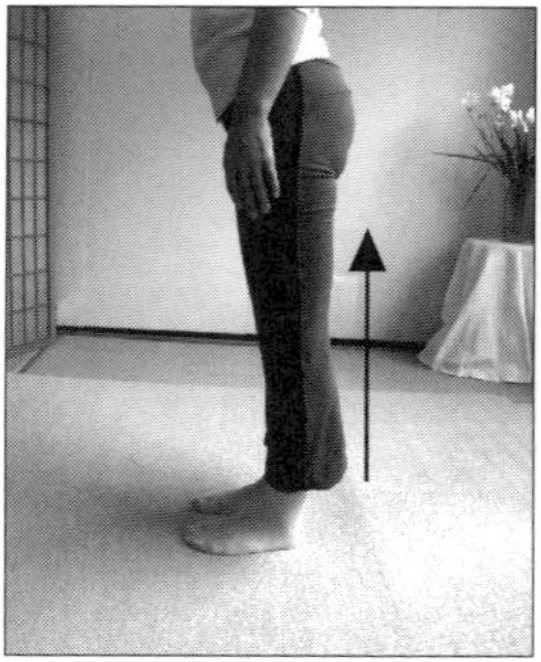

② 一気に立ち上がる。

ているのではなく、その前に、足首や足裏や足の指が硬直しているから、スッと立ち上がることができないのです。

両足を揃えて踵を上げないで膝を抱くように座る

立位から両足を揃え、つま先と膝が外に開かないようにゆっくりとしゃがんでゆく。お尻が床についてはダメ。踵を浮かさないように膝を抱く。

足首の硬い方の足の踵が浮いて、つま先が外に開いてゆきます。足首が硬直すると、つま先が外へ開き膝を捻ってしまうのです。

例えば、しゃがんだときに、どうしても右足首が硬く右の踵が浮いてしまう場合、

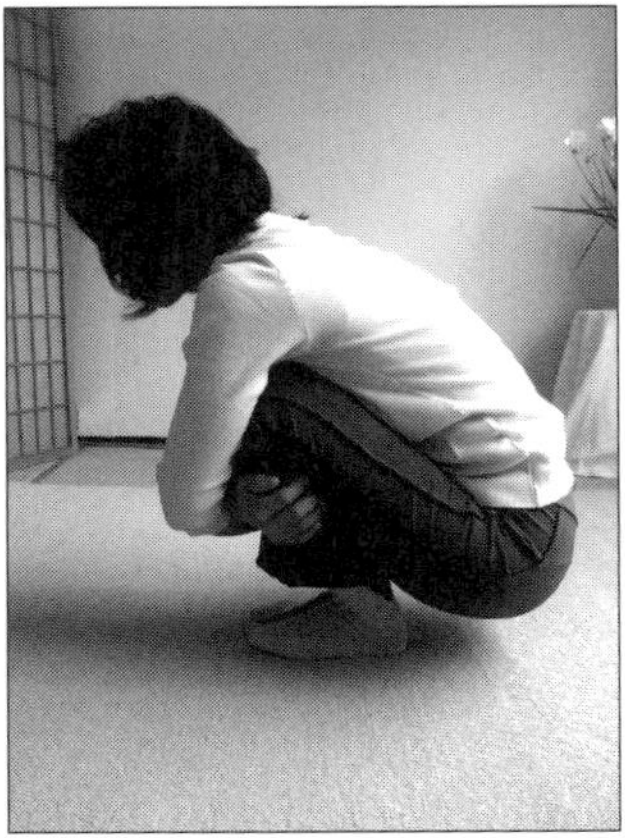

【膝を抱える】

左脚に体重が乗りやすくなる。これを一般的には左脚重心と言ったりしますが、実は右足首が硬いために、右足首が背屈しにくくなっている現象なのです。

２・足の指、足裏、足首、ふくらはぎを伸ばす体操

肺・腎臓系統の流れを改善し、脚の歪みを矯正する体操です。O脚X脚や膝痛防止の体操にもなります。

①片膝を曲げ、片脚は後ろに伸ばす形をとる。
②ふくらはぎと太ももの後ろを近づけてゆくように片膝を曲げてゆく。そのときに曲げている方の足の踵が内側に入らないように注意する（足首が硬いと踵が内側に入ってゆく）。
③膝を曲げたまま、ゆっくりと踵を上げて、足裏、足の指の付け根を伸ばしてゆく。

〈足の指、足裏、足首、ふくらはぎを伸ばす体操〉

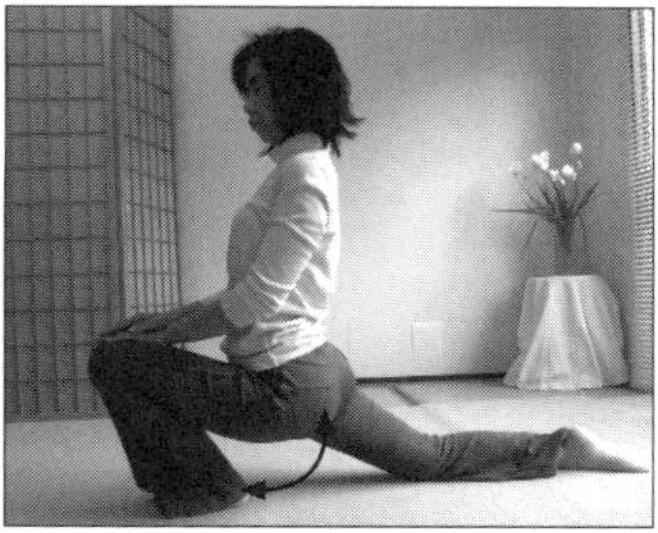

① ふくらはぎと太ももの後ろを近づけてゆくように片膝を曲げてゆく。

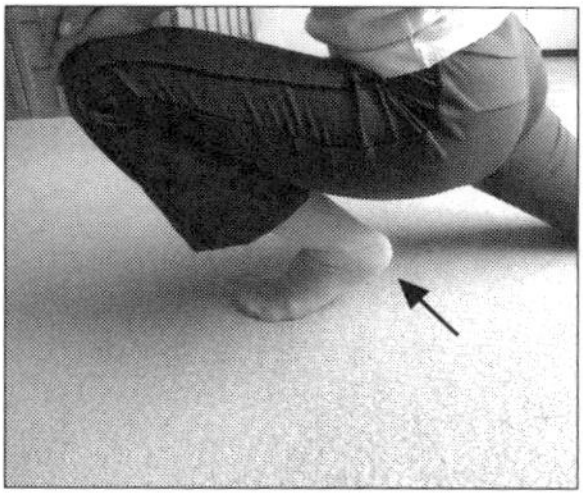

② 膝を曲げたままゆっくりと踵を上げてゆく。

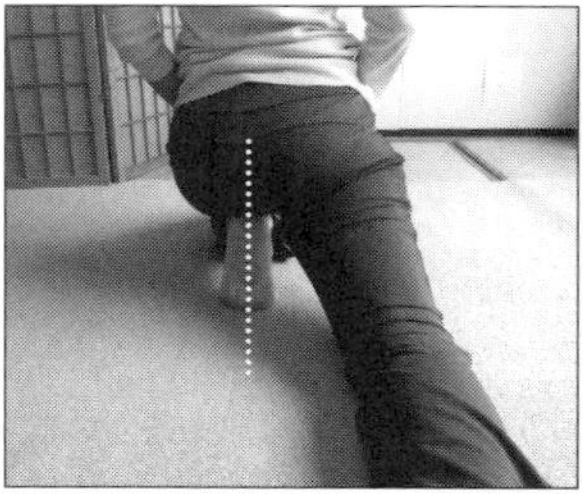

③ 足裏・足の指の付け根を伸ばしてゆき踵を太ももの真ん中に付ける。踵が股間に近くなってはダメ。

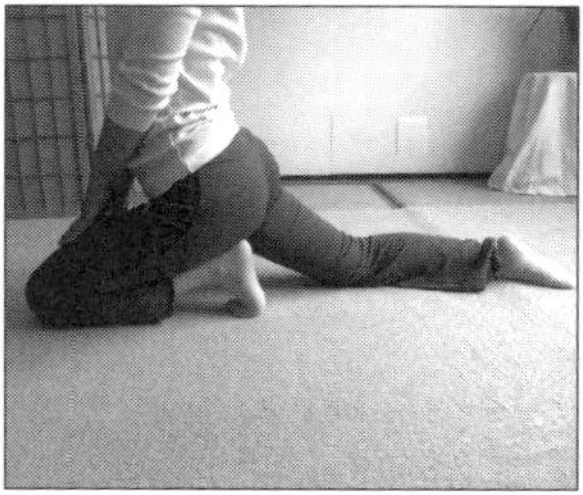

④ ゆっくりと膝を床に付ける。

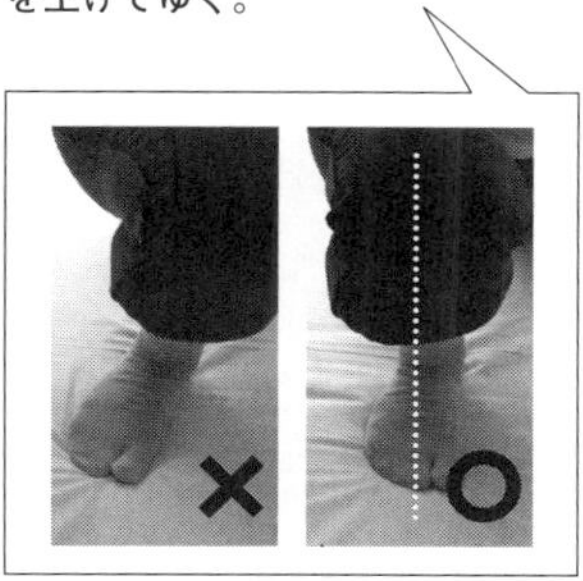

※ ②のとき、曲げている方の足の踵が内側に入ってはダメ。

この時に、膝の関節や足首の関節が「ゴクッ」と鳴る場合がある。それは、腓骨《ひこつ》がズレている人です。

膝に不調を抱える人はこの体操が必要です。足先と膝が真っ直ぐ正面に向いたままで移動させてゆくことが大切。膝とつま先は同方向でなければなりません（足の2、3指間と足首と膝のお皿を真っ直ぐ同方向にする）。特に、膝が痛い人は、普段から膝とつま先が同方向で動いていないのです。

④ゆっくりと膝を床に付ける。これで、膝→ふくらはぎ→足裏→足の指が真っ直ぐに伸びていることを確認する。

⑤ゆっくりと元の形に帰ってゆき、同じことを3〜4回繰り返す。左右の脚を交互に行なう。

また、足の指の可動性は体を支える重要な動きですので、普段から足の指の間にそれぞれ手の指を入れてぐるぐる回したり、立位で床に足指を付けて足首をぐるぐる回すことをやると尚良いでしょう。

3・仰向けで行なう足裏、太もも後ろ伸ばし体操

脚の後ろの伸びは腎臓系と呼吸器系の流れそのものですので、この疲れを緩和してゆく体操です。また、慢性の腰痛を改善する体操にもなります。

①仰向けになって、片方の足の指を反らすようにして掴む。掴んだら膝を曲げて踵を太ももの後ろに付けるようにする。この時も、膝と踵が同方向になるように自分で調節する。足のつま先が外に向くことが多いので注意する。

②その状態でふくらはぎを伸ばしたら、指先を反らせて掴んだまま今度は膝を伸ばしてゆく。この時は、膝が内側に向いてしまわないように片手で膝を押さえて修正しても良い。

③真っ直ぐ伸びたら、今度は片手で足の指を掴み膝を伸ばしたまま、脚を外側に開くように持ってゆく。そして、戻したら今度は持つ手を変えて反対に体を捻るように脚を内側に持ってゆく。左右の脚を交互に行なう。

〔仰向けで行なう足裏、太もも後ろ伸ばし体操〕

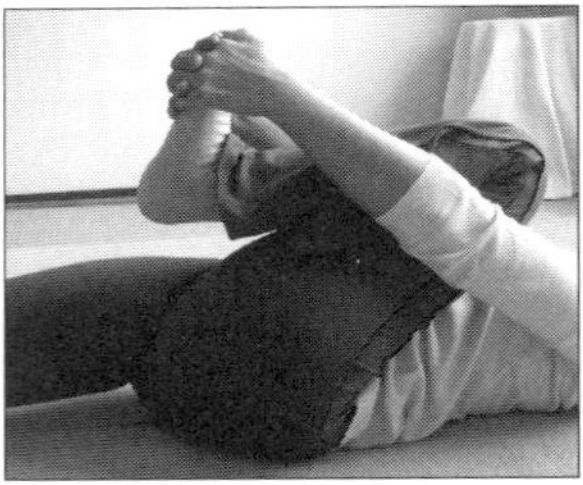

① 仰向けで片方の足の指を反らすようにして掴む。そして膝を曲げて踵を太ももの後ろに付ける。

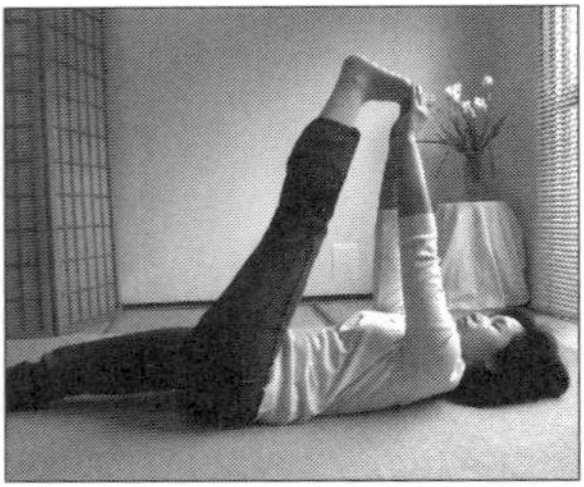

② 指先を反らせて掴んだまま膝を伸ばす。

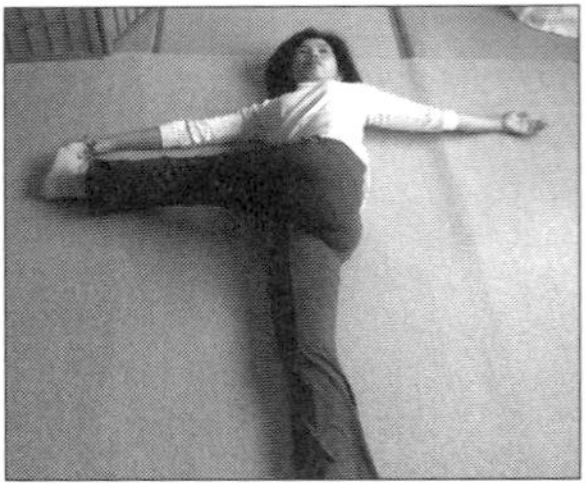

③ 太もも側面を伸ばす。

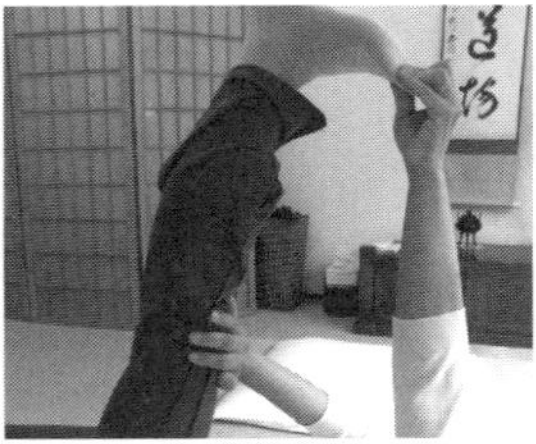

※ ②の時、膝が内側に向いてしまわないように片手で膝を押さえて修正する。

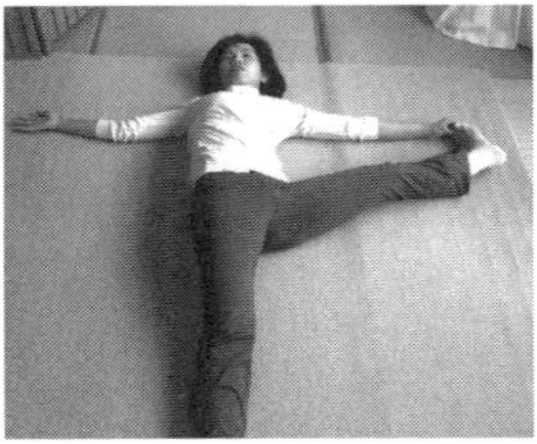

※ ③の時、逆方向に太もも内側を伸ばす。

この体操の特徴は、足の指を反らしたままの状態で膝を伸ばし、脚を外内に伸ばしてゆくことです。よくタオルを足首に引っかけて行なっても良いかと質問されますが、足の指を反らさないと意味がありません。膝が真っ直ぐに伸びなくても良いですから、できる限りの状態で足の指を掴んで反らせて行なってください。

4・太ももの外側、お尻を伸ばす体操

お尻や太ももの外側の伸びは、肺を支えている場所です。これは呼吸器系の流れを改善する体操です。

太ももの外側、お尻というのは、腰を支えているところです。腰が硬直し、脚の後ろが縮んでくると同時に太ももの外側とお尻も硬くなってゆきます。

また、脚の腓骨を支えているところでもありますので、冷え性以外でも、膝が痛くなる人や慢性的な腰痛を抱えている人は、この体操が必要になってきます。また、生

理痛を起こす女性にも良いでしょう。

①片方の脚を後ろに伸ばし、もう片方の脚は前に出し膝を曲げ踵をお腹の方にもってくる。

②前に出した踵に自分のお腹が付くように体を前に倒してゆく。

これで、曲げた方の脚の太ももの外側やお尻が伸びる感じが出ればOK。理想的な形は、前に出した踵がお臍の穴に入るようにする。もしくは、前に出した膝が90度に近い状態で体を前に倒すことができればさらに良い。左右の脚を交互に行なう。

これは産褥期《さんじょく》の体操として私が勧めているものです。

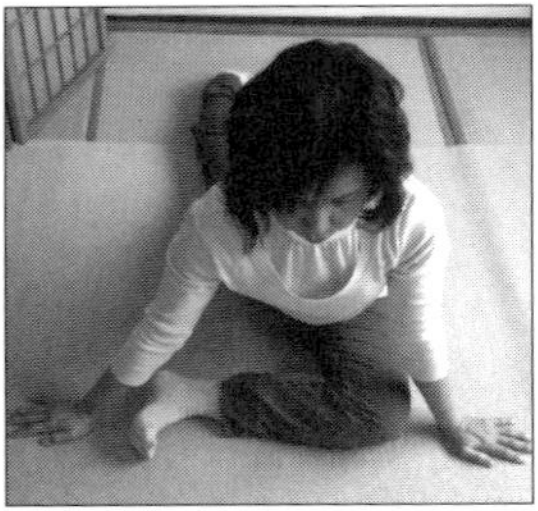

① 片方の脚を後ろに伸ばし、もう片方は前に出す。写真は前に出した膝を 90 度にもってきている。

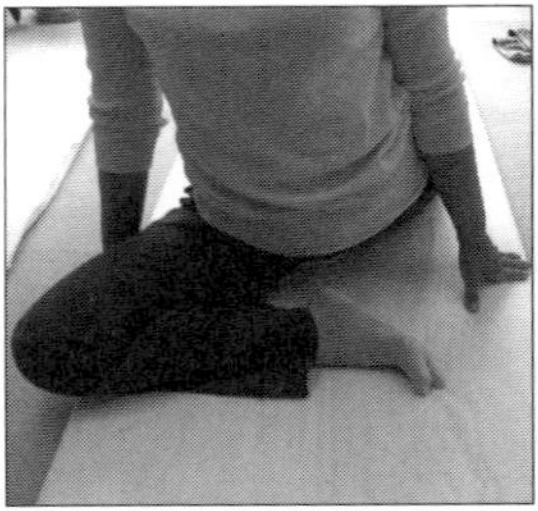

② 前に出した踵にお腹が付くように体を前に倒す。

５・脚の後ろを片脚ずつ伸ばす体操

①脚を前に投げ出して床に座る。片脚を曲げて、曲げた脚の足裏を伸ばしている方の太ももの内側に付ける。

伸ばしている方の脚の指先を掴み自分の方へ引っ張り反らしながら体を前に倒してゆく。伸ばしている方の脚の足首、ふくらはぎ、膝後ろ、太ももの付け根が伸びる感じが出ればＯＫ。この時、曲げている方の脚の膝をなるべく浮かさないように行なう。

②また、慣れてきたら両脚を伸ばし、両足のつま先を掴み自分の方へ引っ張る。

どちらの場合もお腹を太ももに付けるようなイ

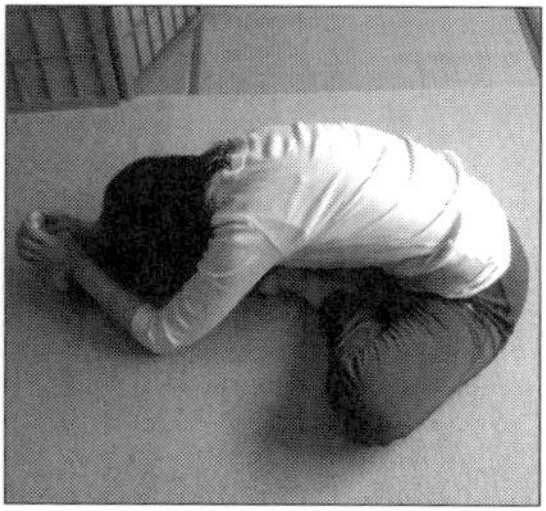

① 片脚を曲げ、足裏を伸ばしている方の太ももの内側に付ける。脚の指先を掴み引っ張り反らしながら体を前に倒す。

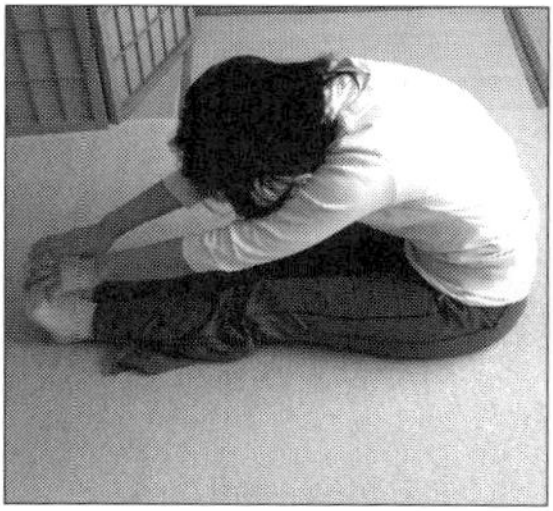

② 両脚を伸ばし、両足のつま先を掴み自分の方へ引っ張る。

メージで行ないます。上体を曲げて前屈してゆくのではないことに注意してください。

6・太ももの前を伸ばす体操

太ももの前の伸びは、内臓全般の動きと連動していますので、太ももの前を伸ばすことで、内臓全般の機能を高めます。腰下がりや股関節痛防止の体操です。

①つま先を後ろに真っ直ぐに伸ばし、踵をお尻の坐骨に付けた正しい正座から、後ろに手を付き、そして、肘をついてゆき膝を曲げたまま後ろに寝る。踵が外に逃げるようであれば手で押さえておく。寝たときに両膝が外に大きく開くのは太ももの前と腰が硬い証拠。

この体操はややキツイので、最初は後ろに布団を丸めて高くして行なっても良い。無理のないところから始めてください。

②慣れてきたら、この形のまま両手を頭の方へ伸ばし、指を組んでひっくり返し肘を伸ばす。そうすると、太もも前と脇腹が伸び、ホルモンの流れが良くなります。

7・手の平を返し、肘の内側を伸ばす体操・その1

腕の内側、手首は腎臓系統と呼吸器系統の流れの急処です。ここが硬くなると肋骨自体も硬直してゆきます。首の痛み防止や頭の緊張を取る体操にもなります。

①正座し、片方の指先をもう片方の手で掴む。
②掴まれた方の手首を返すようにして肘を伸ばす。そう

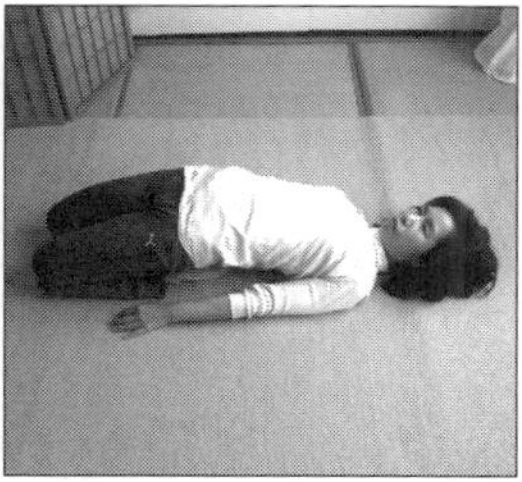
① 踵をお尻の坐骨に付けた正しい正座から、後ろに寝る。

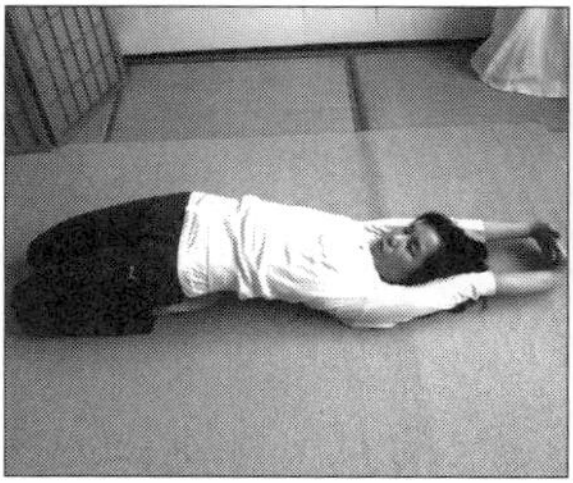
② 両手を頭の方に伸ばし、指を組んでひっくり返し肘を伸ばす。

すると、手首、前腕の内側、肘が伸びる。
③左右の手を交互に行なう。注意点は、必ず指先を掴むということ。足と同様に、手も指の反りを使わないと肘の内側はよく伸びません。

以上で健体法のステップ1は終了です。正座の形に戻り、少々休んでから終わってください。

付録・寝床で行なう体操

次のページは、おやすみの時に布団の上で簡単に行なう体操です。内股が伸び股関節が緩むことで眠りが深くなります。また、内股は流れ（腎臓）の急処ですので体があたたまります。内股は眠りの急処です（写真次ページ）。

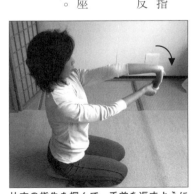

片方の指先を掴んで、手首を返すようにして肘を伸ばす。

①仰向けで寝た状態で、両膝を曲げて股を開いて足裏を合わせる。そのまま両膝を床に付けるようにバウンドさせる。

②少しバウンドさせてから、片脚は伸ばし、片膝を曲げておく。曲げる角度は股関節90度、膝の角度も90度が理想。

③片手で太ももを上から押さえ、膝を布団に付けるようにする。左右の脚を交互に行なう。

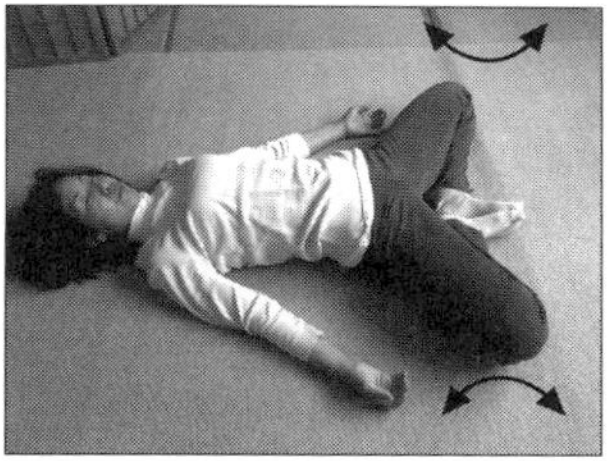

① 仰向けで寝て両膝を曲げ股を開いて足裏を合わせる。そのまま両膝を床に付けるようにバウンドさせる。

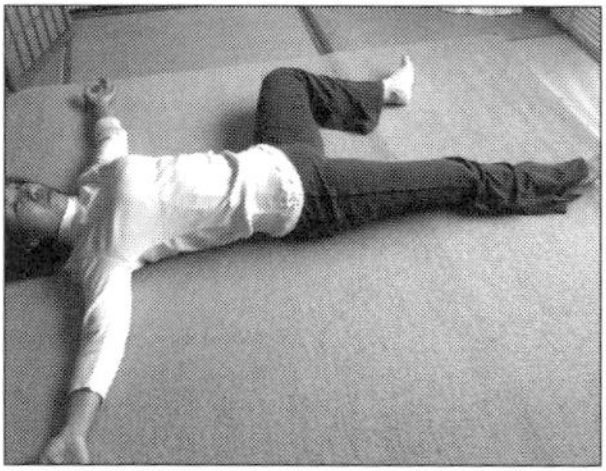

② 曲げる角度は股関節 90 度、膝の角度も 90 度にする。

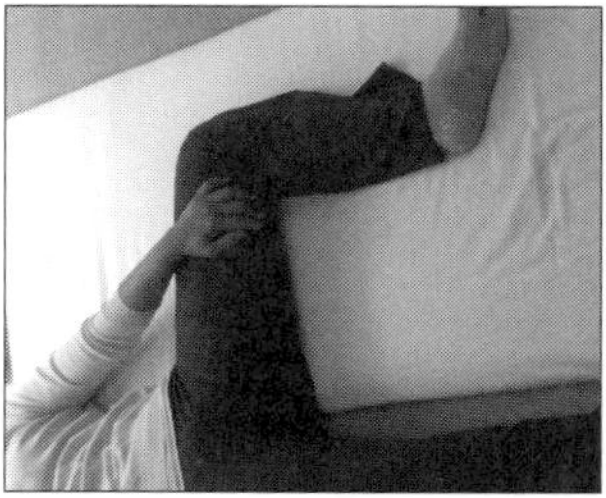

③ 太ももを上から押さえ、膝を布団に付けるようにする。

◆あたまり健体法・ステップ2

ステップ2では、股関節の動きと腰の連動に入ってゆきます。股関節や肩関節は球関節という丸い関節をしています。丸い関節は丸く動くわけで、例えば水車が回って流れを作るように、球関節がよく動くということは、体全体の流れが良いことを意味するのです。

1・足裏を合わせて体を前に倒し、内股と腰の付け根を伸ばす体操

この形は、「がっせき」という形です。内股と腰の付け根を伸ばすことで骨盤の弾力をつくり、体の中の流れを良くします。女性にはうってつけの体操です。

文字通り、胡座《あぐら》の状態から足の裏を合わせて内股を開き、そのまま体を前に倒すのですが、注意することがあります。それは、踵を股間に近づけすぎないということです。

踵を股間に付けると意外と簡単に体は前に倒せます。

股間から握り拳二つくらい入る間隔まで開けます。この間隔が、内股が一番キツイ角度になります。そして、合わせた足裏が開かないように、手で合わせた足の指先を握って前屈する。この体操の時も会陰部を意識してください。

２・開脚体操

開脚は素晴らしく体の流れを良くする体操です。脚後ろは肺の系統、内股は腎臓の主な系統ですので、開脚することで、その両方の流れを良くします。慢

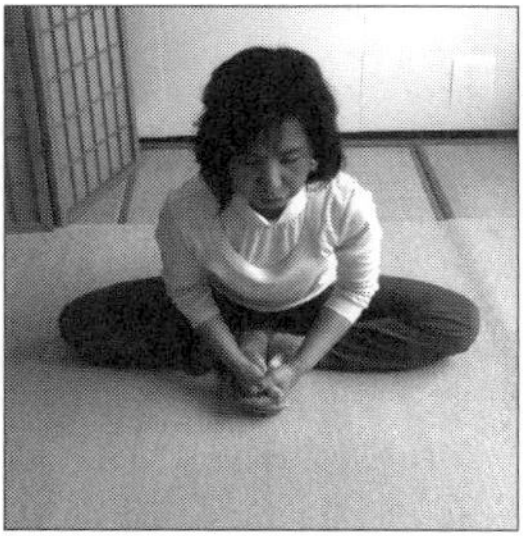

足裏が開かないように、手で合わせた足の指先を握って上体を倒す。

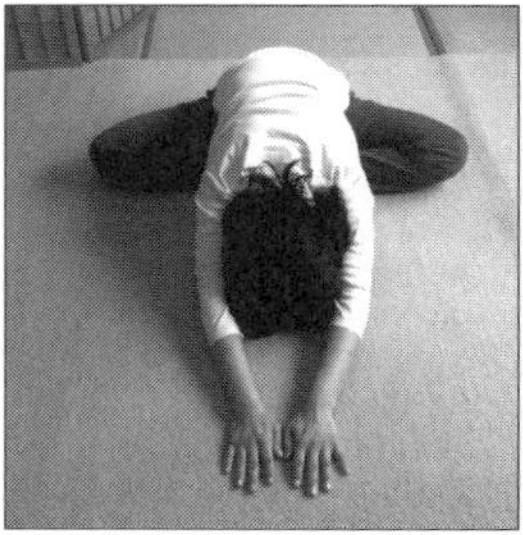

※ 体を前に倒す時、両手を前方へ伸ばしてもよい。

性腰痛や婦人科系の問題を解消します。開脚ができないと、胸椎10・11番が硬直してきます。

①脚を左右に開き、左右片方ずつ足のつま先を掴むように体を倒してゆく。

②交互に行なったら最後は真ん中に体を倒してゆく。首や肩に力を入れずに腰を反らせて臍を床に付けるようなイメージで倒してゆく。

3・脇腹を伸ばす体操

腰が硬くなると脇腹も硬くなってゆきます。また、骨盤の捻れは必ず脇腹の硬直の左右差に出ますので、普段

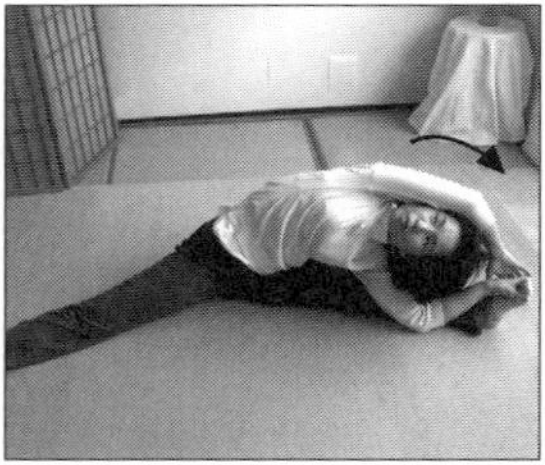

① 左右片方ずつ足のつま先を掴むように体を倒す。

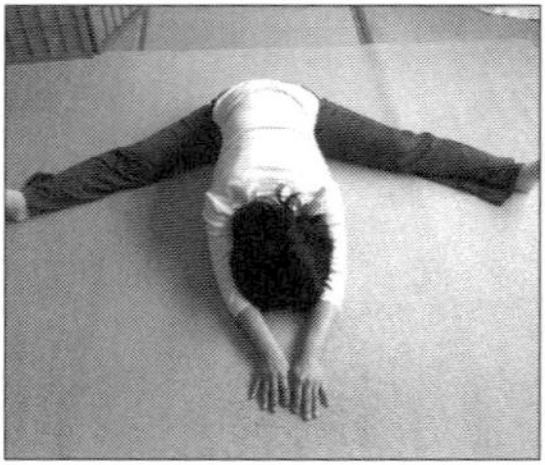

② 真ん中に体を倒す。

から脇腹をよく伸ばし、左右差を自覚してみてください。

脇腹や体の側面は、リンパの流れと関係していますので、体側をよく伸ばすことで、本来の免疫力が回復します。

また、この体操は消化器系の問題や膝痛、慢性腰痛にも効果があります。


脚を前に投げ出した状態から片方の膝を曲げ、反対の脚の膝の外側に、曲げた方の脚の足底を付けるようにする。体を捻るように曲げた膝を床に近づけてゆく。

その際、上体は起こし、両手は伸ばしたまま手の平を床から離さないようにする。膝を床に近づけてゆくときには、腹を前に突き出すように腰を反らすイメージで行なうと膝は床に付くようになります。

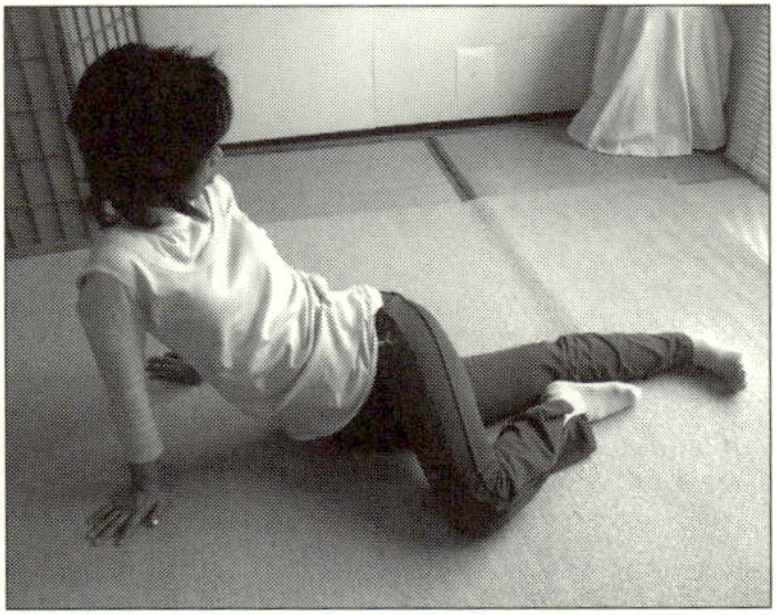

片足の膝を曲げ、体を捻るようにして曲げた膝を床に付ける。

4・手の平を返し、腕の内側を伸ばす体操・その2

ステップ1よりキツイ腎臓・呼吸器系統の体操になります。四十肩や首の痛みに効果的です。

①正座して太ももの上に両手の平を返して乗せます。肩の力を抜いて肘をピンと伸ばします。

②それができたら、今度は、片膝をつきステップ1の要領で片手を返し、掴んだ指先を真横に向けるように掴んでいる腕側に引っ張ってゆきます。

③曲げた膝の上にそのまま手首を乗せ、手首を引っかけたまま体を前に倒してゆきます。

④そのとき、体は真っ直ぐ前に倒すようにします。片方の肩が前につんのめらないように注意します。体を倒しながら掴んだ指先を天井の方へ捻ってゆくとさらに効果的です。

〔手の平を返し、腕の内側を伸ばす体操〕

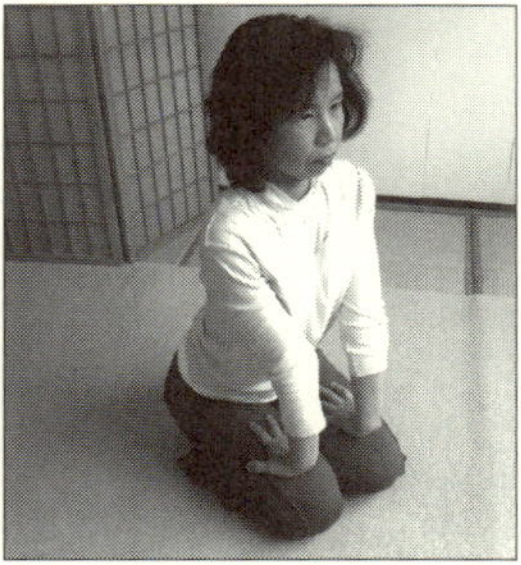
① 正座して太ももの上に両手の平を返して乗せる。

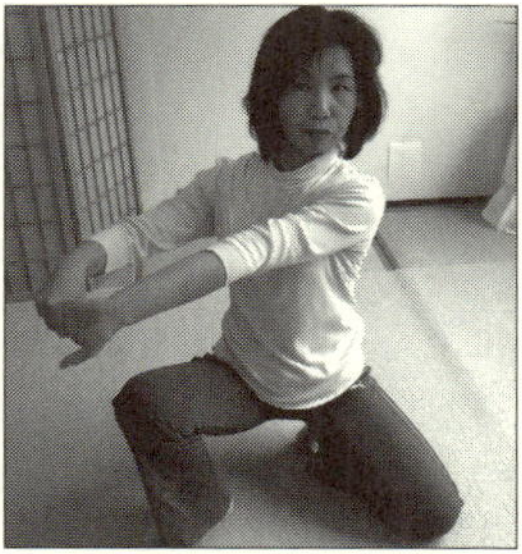
② 片膝をついて片手を返し、もう片手で掴んで引っ張る。

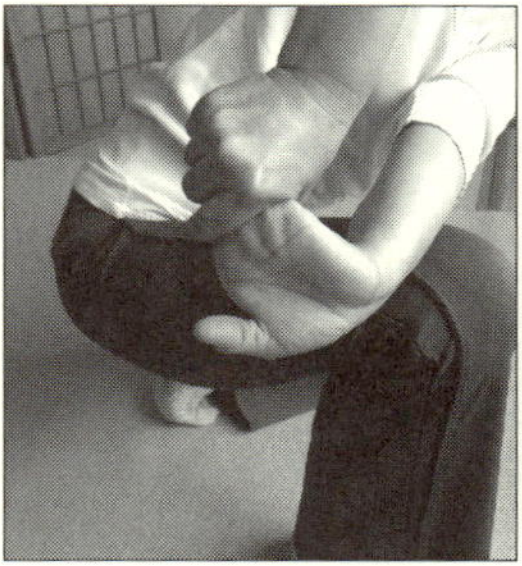
③ 手首を引っかけたまま体を前に倒す。

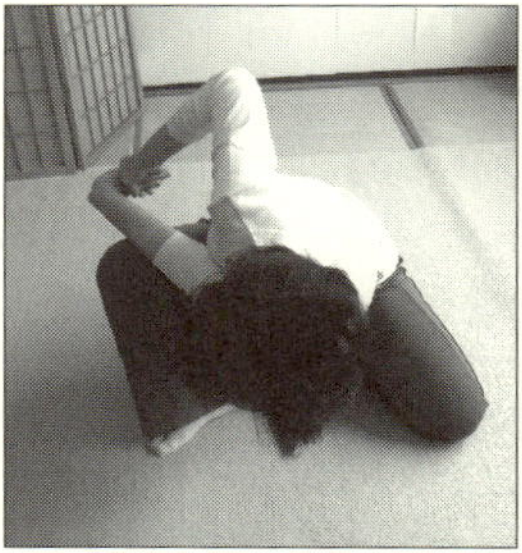
④ 体は真っ直ぐ前に倒す。掴んだ指先を天井の方へ向ける。

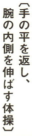

◆あたまり健体法・ステップ3

ステップ3の体操は、すべてとてもキツイ体操になります。キツイから効くとも言えますが、ステップ1、2を入念に仕上げてから、少しずつ無理をしないで行なってください。

ステップ1の手足の末端に対してのアプローチから、徐々に股関節や体幹部の中心へのアプローチに移ってゆきます。この順序を踏まえることで、心肺、腎臓、肝臓系統への改善に向けてさらなる効果が出ます。

このステップ3の体操は、全て婦人科系統の問題にアプローチしてゆく体操にもなります。冷え性はもちろんのこと、不感症、不妊症の改善にも役立ちます。

1・前後開脚から左右開脚への移動体操

①脚を前後に開く前後開脚の状態から、お尻を落として左右開脚にゆっくりと移動してゆきます。この時、股関節を一周させるようなイメージで、太ももの周囲の硬くなった筋膜を緩めてゆきます。

②左右に開脚したら、今度は反対側の前後開脚へ移動してゆきます。その繰り返しをゆっくりと2回ほど行ないます。

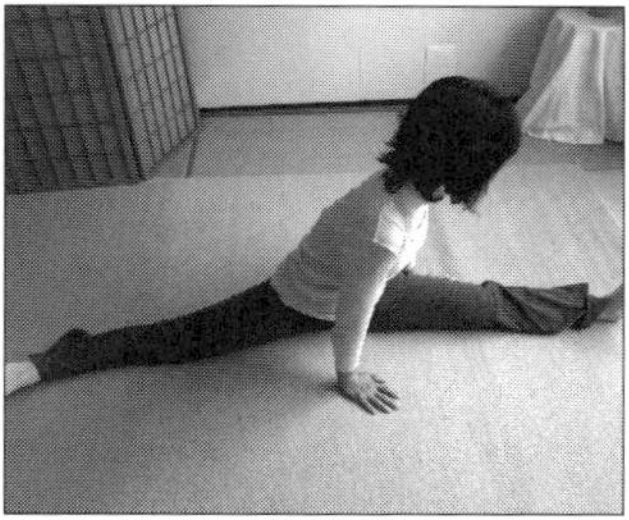

① 左脚前　前後開脚

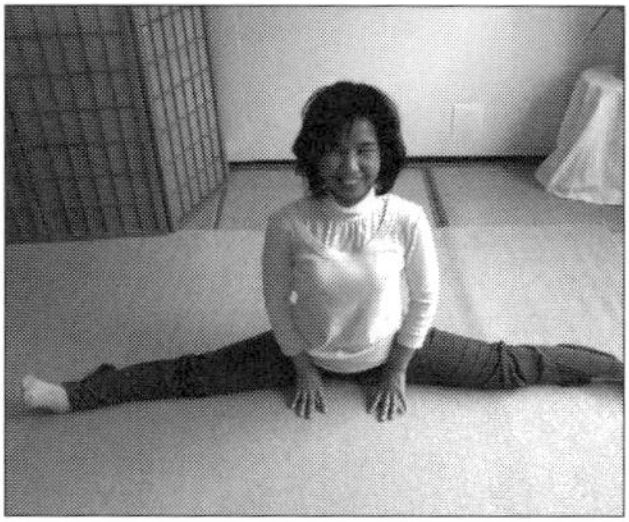

② 左右開脚

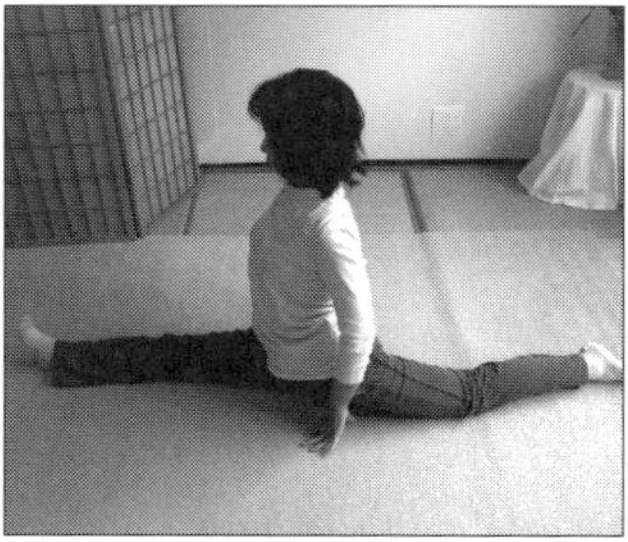

③ 右脚前　前後開脚

大切なのは、右脚を前に出した方がキツイか、左脚を前がキツイか、左右差を感じてみることです。最初から完璧は求めなくていいのです。どうして左右差があるのかを自分の体で感じ取ってください。

ちなみに、右脚の太もも前側の付け根は肝臓の急処ですので、左脚前、右脚後ろで右脚の太もも前側の付け根をよく伸ばしてください。

2・首、背中から脚の後ろの伸びを作る体操（後ろでんぐり返り）

この体操で、背中の二側と呼ばれる呼吸器系統のラインを伸ばします。また、この二側という場所は、その人の体の感覚の全てが集まった場所でもありますので、この場所を伸ばすことで、体の感覚をリセットしてゆきます。

頸椎7番・胸椎1番といった頭の緊張と連動する場所も温めますので、交感神経や副交感神経の状態を良くし、頭の緊張を取ります。

①仰向けで寝る。そこからお尻を持ち上げ、足を頭の上の床に近づけてゆく。

②できるだけ膝を伸ばし脚裏を伸ばしてゆく。首の後ろが伸びる感じがするところまで持ってゆくのが理想です。そして、足の指先を掴み反らせた後、足指を掴んで脚後ろを伸ばしたまま、ゆっくりと体と脚が90度になるまで戻してゆく。脚後ろから腰、背中が伸びる感じが出たら、手を離し脚を元の状態へ戻してゆく。

　戻してゆく途中で、背中や脚裏が一番引っかかる処で、脚を掴んだまま体を揺さぶっても良い。体の後ろの伸びは呼吸器の疲れの状態と比例します。

　また、でんぐり返りの状態で、左右の脚を交互に曲げると、伸ばした脚の方の背中の二側が伸びます。坐

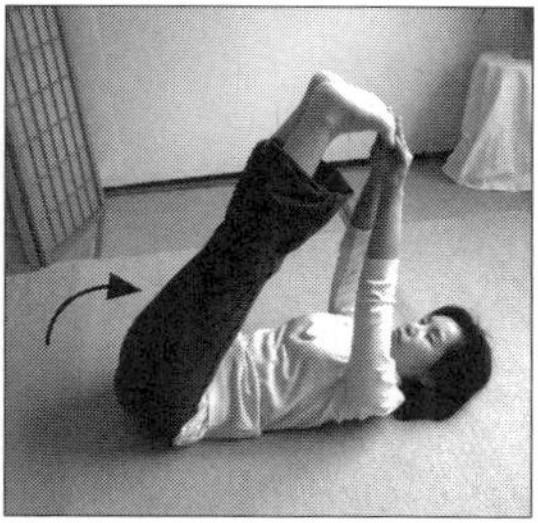

① 仰向けで寝て、足を持ち上げ頭上の床に近づけてゆく。

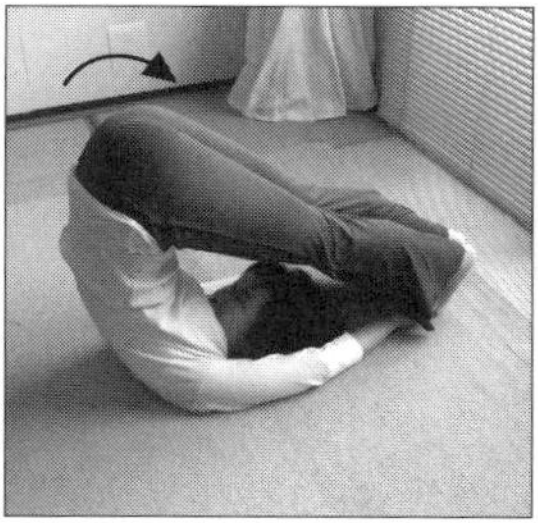

② 首の後ろが伸びるまで足を上げていく。

骨神経痛と呼ばれる腰から脚への痛みの予防の体操になります。

つまり、坐骨神経痛とは、お尻に表れるように、肺・呼吸器系の硬直が主な原因なのです。

3・太ももの前を伸ばす体操・バージョンアップ

ステップ1で、正座の状態から後ろに寝る体操を行ないましたが（73ページ）、これはそのバージョンアップ編です。

①膝を前に揃えた蹲踞《そんきょ》の姿勢をとります。
②そこから踵を太ももの付け根につけたまま、後ろに手をつきながら後ろに寝ます。
この時、当然背中は浮き上がりますが、大事なのは、足の指が極限まで反らされて、太ももの前が最大限伸ばされるということです。

太ももの前側の伸びの左右差が感じられるでしょうか。ちなみに、足の指を曲げて最大限伸ばすと、胸椎1番と頸椎7番が緩み、首全体が緩みます。この体操は甲状腺の機能に良い影響を与えます。また、脱毛や薄毛や抜け毛にも効果的です。

4・脚の内股と、その逆側の脚の後ろを一緒に伸ばす体操

これは所謂、ハードラーズストレッチと呼ばれるものです。ちょうど、ハードルを跳び越す時の形になります。

片方の脚は前に伸ばし、片方の脚は膝を曲げ横に出し

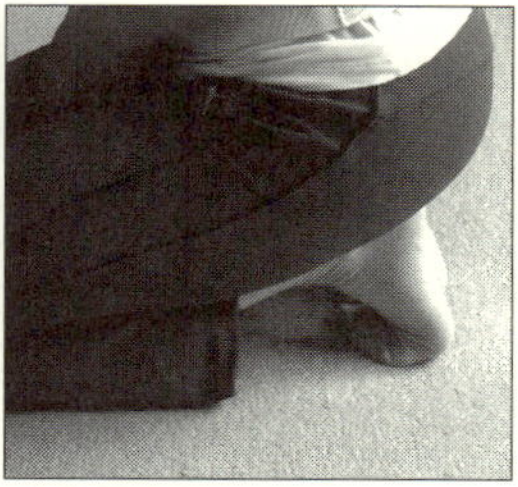

① 蹲踞の姿勢をとる。

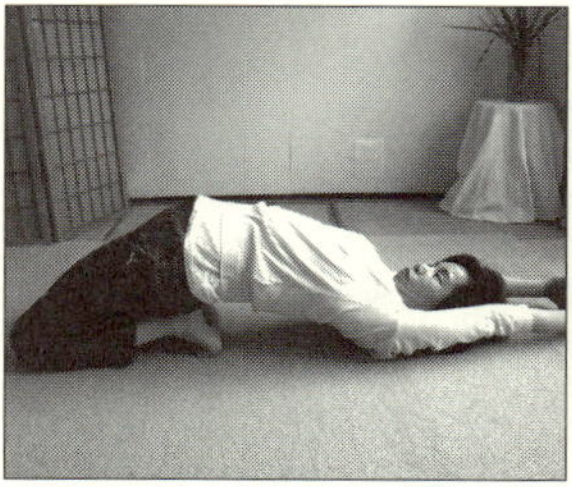

② 踵を太ももに付けたまま後ろに寝る。

ます。この時、前に伸ばした方の脚は後ろ側、曲げた方の脚は股関節の内側を意識します。その形で、開いた股の真ん中に体を倒してゆく。

左右交互に行ないます。肝臓・腎臓系統の流れを良くし、骨盤の硬直や歪みを矯正する形です。膝痛にも良いでしょう。

5・カエル足体操

カエル足体操はすべての体操の中でも一番きつく、だからこそ、効果のある体操です。この体操は、拙著『病気にならない整体学』で紹介して注目されました。結果的に仙骨の弾力を取り戻し、骨盤全体を変えてゆきますので、特に女性にはもってこいの体操です。

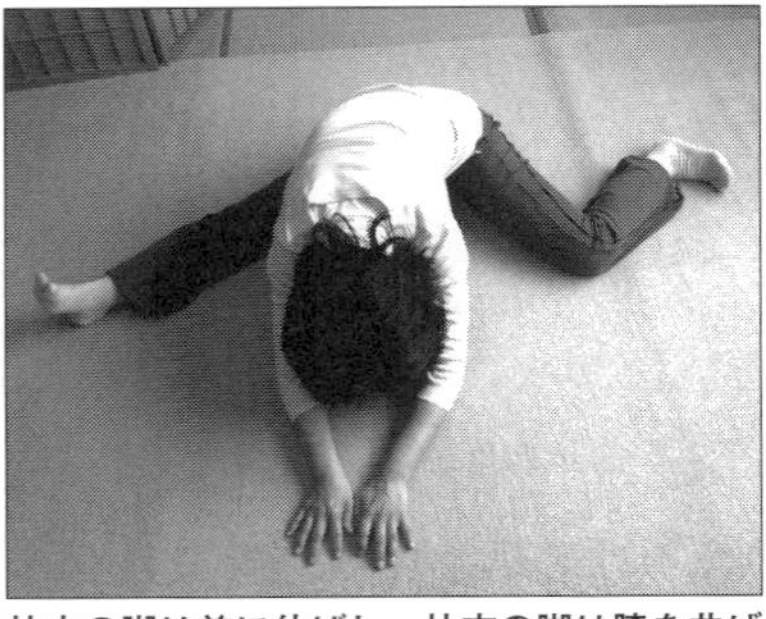

片方の脚は前に伸ばし、片方の脚は膝を曲げ横に出す。

女性は元々内股は柔らかくできているはずなのですが、近年の若い女性はこの体操がとても苦手です。足腰が硬直し、冷え性の体にとって、このカエル足の形は非常に有効です。

特に、足のつま先が内側に向いている女性には、必ずやって頂きたい体操です。注意しなければいけない点は、体操中は、常にお腹を前に出し、腰を丸めない状態をキープするということです。

①正座の状態から膝を開いてゆき、お尻を持ち上げ足首を曲げ、つま先を外側に向ける。つま先を外側に向けたまま仰向けで寝る。

②足はそのままで体を起こし、今度はお辞儀をするように体を前に倒す。この時に膝を少し開いてお腹が床に付くのがベスト。

③そして、肘または手をついて、お腹を床方向に突き出したまま、腰や股関節を前後左右に揺らして両膝を一杯まで開いてゆく。

④一杯まで開いたら、お腹を前に突き出したまま体を起こしてゆく。最初は手を付い

〔カエル足体操〕

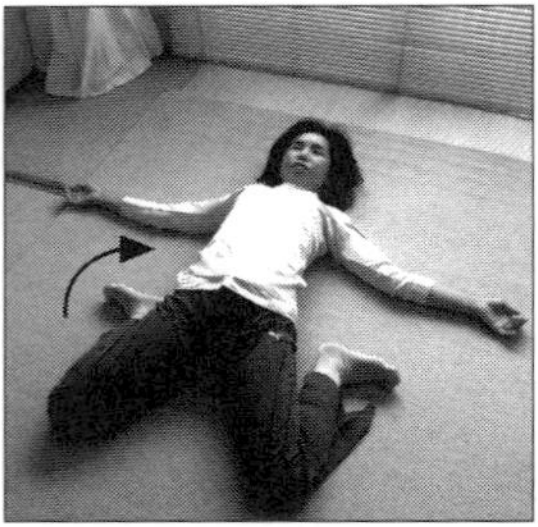

① つま先を外側に向けたまま仰向けで寝る。

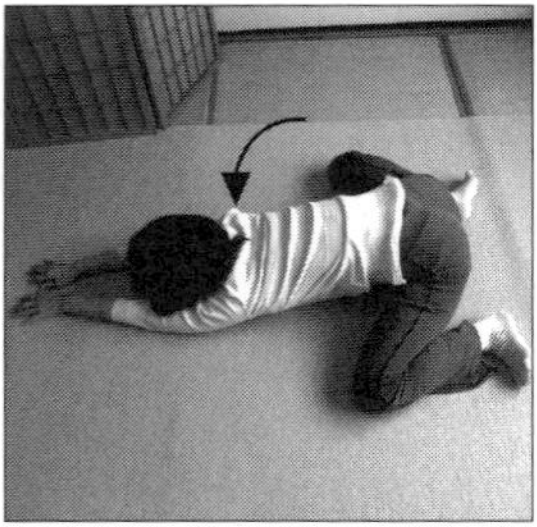

② 足はそのままで体を起こし、今度はお辞儀をするように体を前に倒す。

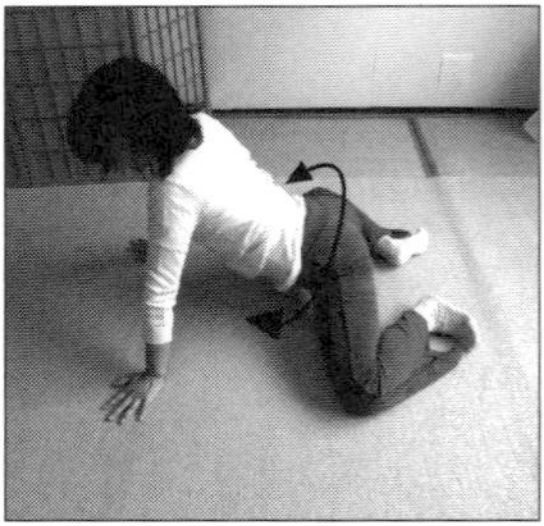

③ お腹を床方向に突き出したまま、腰や股関節を前後左右に揺らして両膝を開く。

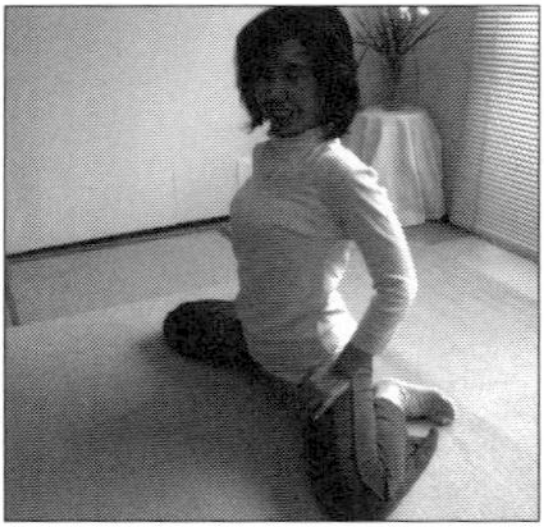

④ お腹を前に突き出したまま体を起こす。

ていても良いですが、徐々に手を床から離してゆきます。そして、お尻を床に付けてゆくイメージで、お尻を床方向へゆっくりと下げてゆきます。

この体操をやると腰の反りが出てきて、やり終わると腰を後弯することが気持ち悪く感じられるはずです。会陰部の感覚も出てくるはずです。

女性は、基本的に生理中は体のお休みの期間です。その間は体操をやる必要はありませんが、生理の始まった当日と翌日にこのカエル足体操を行なうと、格段と股関節が柔らかくなるという体験談を耳にします。

６・肩胛骨を浮き出させ、腕全体の伸びを作る体操（後ろ手を組む体操）

肘との連動で肩胛骨がパカッと浮き出させることができるかできないかで体の良し悪しが決まります。体の絞り感がなくなり肩がいつも前に入っている人は、いつの間にか肩胛骨が張り付いた状態になってゆきます。肩胛骨が張り付くと肋骨の動きが悪くなり、呼吸器系統が十分に動いてくれません。これが「呼吸器に負担の入っている体」という形なのです。

呼吸器は体の流れの大本ですので、呼吸器が上手く動いてくれなくては体は当然冷えます。また、脳卒中傾向の体は、この後ろ手が組めません。後ろ手は、太っているなどに関係なく、組めるのが本当であって組めないのがおかしいのです。

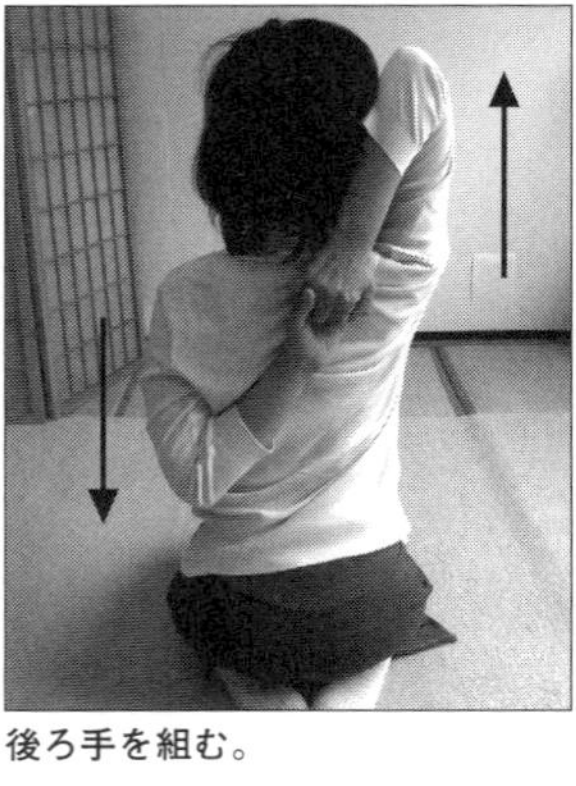
後ろ手を組む。

これも左右の手を交互に行なってください。四本の指で組めるのが理想です。

基本的に正座や立位でも行ないます。また、膝をついた蹲踞の姿勢で行なっても良いです。

７・手の平を返し、腕の内側を伸ばす体操・その３

　ステップ２でご紹介した、太ももの上に手の平を返して置く体操（80ページ）を、さらにバージョンアップします。指を一本一本全開にする動きも加わります。

　この体操ができれば、腕の内側の伸びはほぼＯＫです。

　正座して、手の平を返しながら太ももを掴む。指を思いっ切り開き太ももを鷲づかみにする。この形がとれれば、手首、肘、肩の連動性は整います。

　以上、体をあたためる健体法をご紹介いたしました。

　よく、「自分は体が硬いから体操は無理です」と言う人がいます。しかし、体の硬い赤ん坊などこの世にいません。つまり、いつしか体は硬くなってしまったのです。と言いますか、体が硬くてもそれでよい生活環

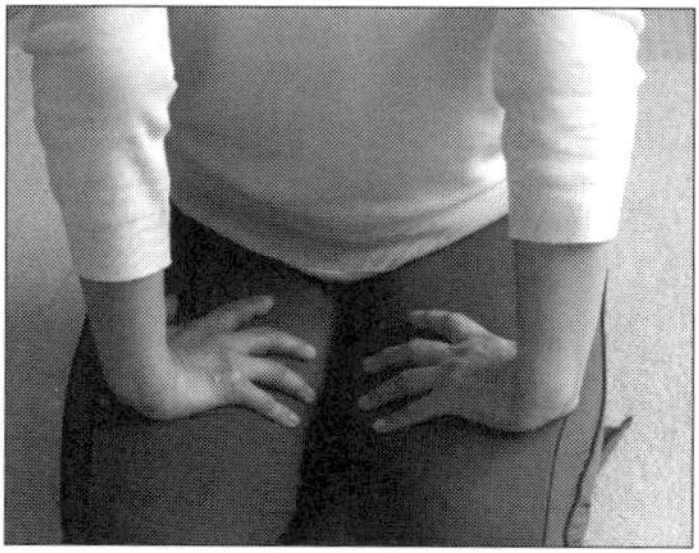

正座して、手の平を返しながら太ももを掴む。

境があるから、いつも体が硬いままなのです。そういう生活環境にいる自分を変えようとしなくてはなりません。

いつも椅子に座って正座もせず、寝るときはベッド。運動もしなければ汗をかくこともしない。畑で土を掘ることもしなければ重い荷物を背負うこともしない。食事は常に他人が作ってくれるものばかり食べて、洗濯も他人任せ……。つまり、体を使わなくても生きてゆける生活の中で自分の体は少しずつ硬くなってゆきます。肺・腎・肝すべてが硬くなってゆくのです。

以前、私の指導を受けに来た人で、足を前に出しての前屈が全くできない人がいました。後ろから背中を押してあげてもビクともしません。私は、「こんなに硬かったら自分の足の指の爪も切れませんね」と言いましたが、その人は「大丈夫ですよ。いつも妻に切ってもらってますから」と笑っていました。半分呆れましたが、そのような生活があるから体がそのようになるのです。体は変えることができます。それが、根本的には、日々の生活を変えることに通じるのです（体の使い方のヒントは第4章で説明いたします）。

体を酷使して体を硬直させた人の体は、マッサージ等でほぐせば緩みます。しかし、現代の都会に住む日本人の多くは、体を使わないで硬直しているのです。ほぐしても緩まないのです。簡単に言えば、体をほぐすのではなくて、体の流れを良くするために自分で「伸ばす」こと、そして、そこを使えるようにすることが、現代日本人の体には必要なのです。

第3章　小豆タオル活用法

◆小豆タオル

平成19年に『病気にならない整体学』を出版して、その中で小豆《あずき》タオルを紹介したところ、今ではアメリカ等の海外で、自分で作ったり、または、作ったものを知り合いに贈ったりして、その素晴らしい効果を体験している方々がいます。たぶんそのうち世界各国に広がると思います。「Ａｚｕｋｉ・Ｔｏｗｅｌ」などでインターネットに登場するかもしれません。また、最近では近所のドラッグストアでも同じようなものが売り出されてもいます。

実は、小豆を使った温湿布は昔からあったようで、私が発明したものではありません。電子レンジのない時代に、フライパンで小豆を煎って、それを布に包んで湿布していたことを、ある年配の人から聞いたのが自分で試した始まりです。

それまで私は、熱いお湯にタオルを浸けて絞ったりして蒸しタオルを作っていましたが、これは絞るときに手が熱くていけません。また、濡れタオルですので、冷めた後は冷たく濡れたまま放置できない欠点がありました。

また、濡れタオルをビニールに入れて、それを電子レンジに入れてあたためたりもしました。これはお湯に浸けるより簡単ですが、やはり、これも放置できず面倒でした。

そこで、小豆を布にくるんで電子レンジでチンしてみたところ、ほぼ理想的な温湿布が出来上がったのです。

小豆は空気中の湿気を吸って、あたためると程よい湿気が出ます。さらに、温熱の持続時間も、短くもなく長くもなく、ちょうど良い感じです。肌触りも良く、あたためるとほのかな小豆の香りも漂って心が癒されます。また、一度作れば、焦がさない限り何度でも繰り返し電子レンジでチンできます。

◆小豆タオルの効用

小豆は日本古来神事に用いられ、邪気を払うものとして使われたようです。ある大阪の先生に言わせると、赤という色は人の体の基底部の第1チャクラの色で、生命肉体エネルギーを司る色なので、赤い小豆は、そういった意味でも体に当てるのは効用があるということです（赤ふんどし、赤い腹巻きというように、特に腹を中心にして日本では赤を使ってきました）。乾燥剤入りの温湿布もありますが、こういったことを考えると、赤い小豆には人の体が求める何か不思議なパワーがあるのかもしれません……。

パワーの有る無しは置いておいて、やはり、自然なものが一番良いのは確かだと思います。自然なもので体をあたためる。これが一番良い。しかも、安価で簡単手軽です。

小豆タオルの良いところは、なんといっても高温で湿気を含み、しかも保温性があるというところです。適度な湿気は熱を浸透させる効果がある上、患部は流れが悪くなっていますので、そういうところにはかなりの高温であたためることが効果的です。

お風呂ではお湯を高温にして全身浴するには限界がありますので、小豆タオルの高温湿布で局所をあたためることは、温泉にも似た熱の浸透効果があります。打撲や捻挫でも小豆タオルであたためます。冷やすのは火傷ぐらいです。

冷えというのは、基本的に流れが悪いということですので、まず、自分の気になる場所を局所的にあたためることを頻繁に行なうことは、その改善にとても効果があります。

◆小豆タオルの作り方

①小豆を4～500グラム用意する。大きさや産地は何でも良い。
②いらなくなったタオルを、B5判ぐらいの大きさに四角く袋状に縫う。
③その中に小豆を入れる。中で小豆がザラザラ動くくらいがちょうど良い。ひも付きの巾着袋があれば、その中に小豆を直接入れて口を縛ればよいので簡単です。
④できた小豆タオルを電子レンジで3分ほどあたためる。小豆500グラムで3分が目安です。

一度レンジから出してみて、まだ熱くなければ10秒ずつ加熱する。

いきなり5分もあたためると焦げてしまうことがあるので注意してください。

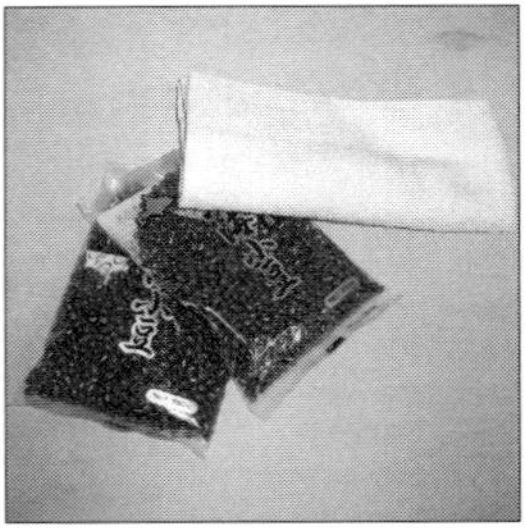

① 小豆を４～５００グラム用意する。

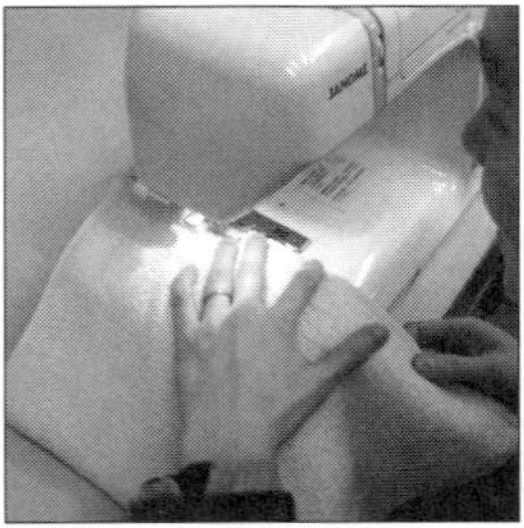

② タオルをＢ５判ぐらいの大きさに四角く袋状に縫う。

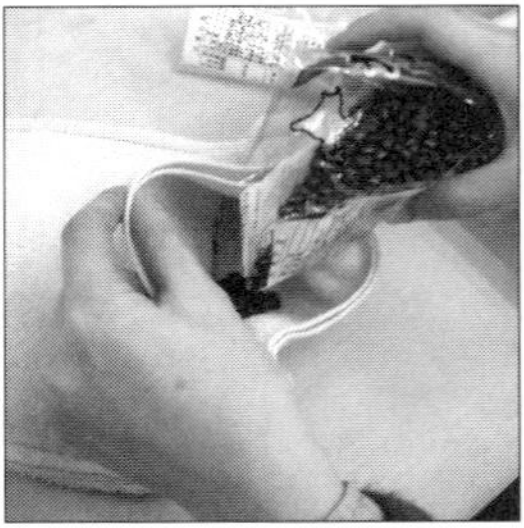

③ 袋の中に小豆を入れる。

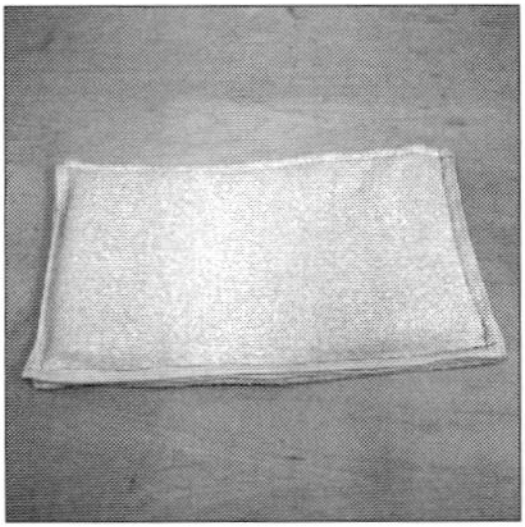

④ 小豆タオル完成。

◆小豆タオルの使い方

１・体をあたためる最適な場所・基本的にどんな場合でも効果的な場所

第1章で、体温を作るところは、肝臓・腎臓・心臓・肺であり、臍の周りがとても大切であることを述べました。

ですので、この部分に密接に関係する場所をまずあたためることがどんな場合でも効果的と言えます。冷え性の方は以下の場所をよくあたためてください。

今一度、第1章の「体の捻れは脚と腕と腹に出る」の絵（33・34ページ）を見てください。

その絵に出ている、

・膝後ろ
・背中の胸椎10番、11番、12番のライン（腎穴点）
・臍
・肘の内側

が、そのポイントとなります。

膝後ろ

まず、膝後ろは、主に膝の外側にある腓骨の骨頭をあたためると良いでしょう。

腓骨は整体学的には足首や上体の肋骨まで連動している大変重要な部分です。もちろん肝臓や腎臓系統を支えていますので、腓骨が捻れたり硬直すると腰が不調になります。

足の疲れや体が重い感じの時は、必ず腓骨が硬直していますので、ここをあたためます。

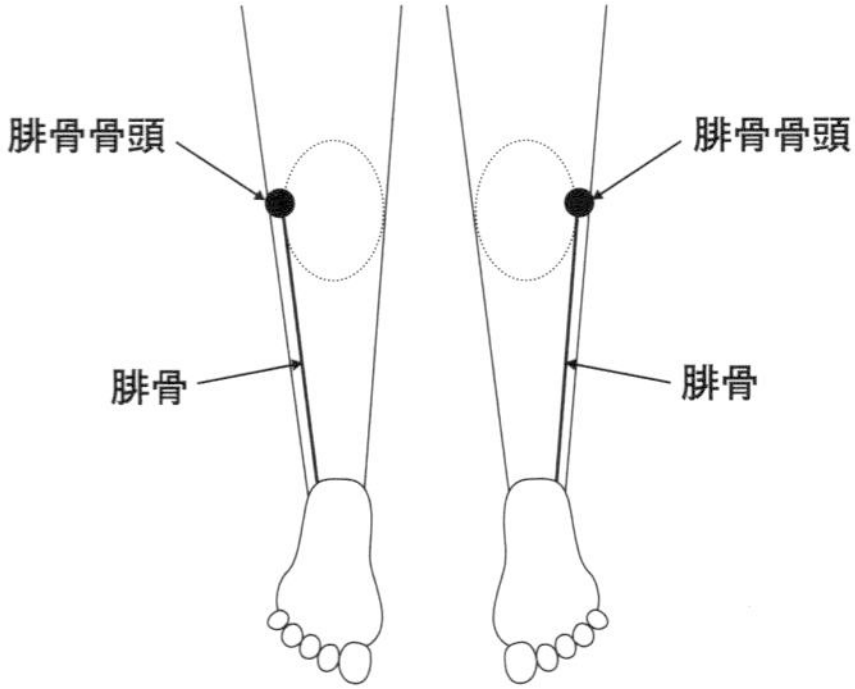

膝の後ろの図（うつ伏せ）

背中の胸椎10、11、12番のライン
（腎穴点）

胸椎10番、11番、および12番のラインは、背中を三等分した下から三分の一ぐらいのラインです。ここは副腎とも関係します。

この場所は健昴会整体学では「腎穴点」と呼んでいて、大変重要な場所です。副腎は皆さんご存じのように抗炎症作用等の副腎皮質ホルモンを作るところです。

この場所が硬直すると体の流れが悪くなり、炎症傾向の体になってしまいます。関節リウマチの人が顕著にこの傾向を表しています。

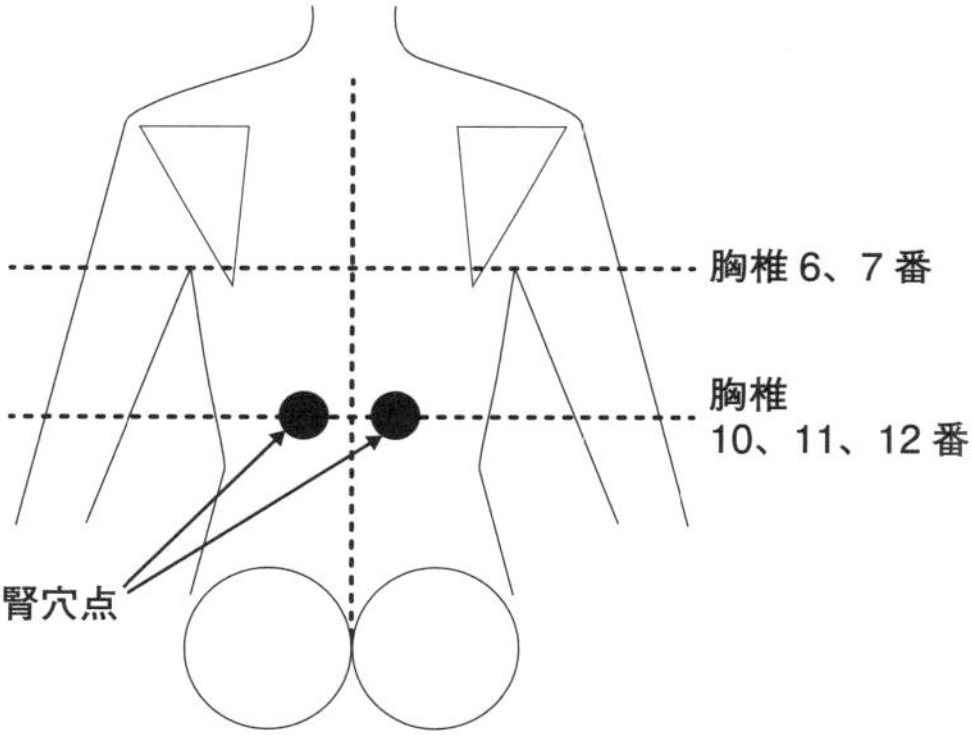

背中の図

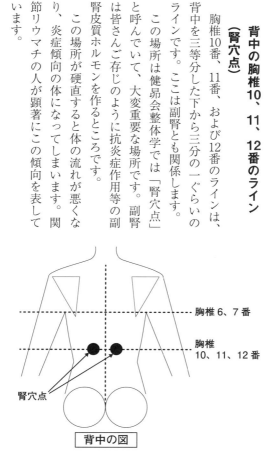

臍

お腹は、臍の上に小豆タオルを乗せます。少々熱いので、シャツの上からでも結構です。第1章で説明した臍八方の硬直を緩めるためです。

肘の内側（肘窩《ちゅうか》）

肘の内側は文字通り肘の内側に小豆タオルを当てます。また、肘湯といって、大きめのたらいにお湯を張り、その中に手から肘までを浸ける方法もあります。この肘湯も肺の疲れを取り、体があたたまります。肘の内側だけではなく、外側の上腕三頭筋の付け根にもポイントがありますので、肘

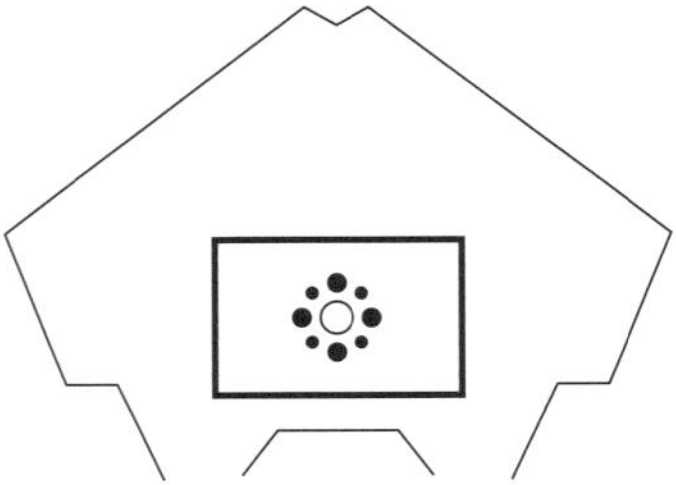

お腹の図

の外（肘頭）に小豆タオルを当てるのも良いでしょう。

以上のこの４ポイントは、どんな症状の場合も基本的に当てると良いと憶えておいてください。

それでは次に、冷え性以外で症例別に小豆タオルを当てると効果のある場所をまとめます。４ポイントと併用して当てると良い場所です。

２・腰痛、ギックリ腰

腰痛やギックリ腰は、脚の後ろが硬直し、お腹を固めている状態で起こることが多いのです。普段から的確な整体体操（健体法）をしなければなりませんが、この場合のポイントは以下です。

・腰椎４、５番、または、お尻の仙骨

3・生理痛

・恥骨の縁《ふち》
・肩胛骨の内縁
・腰椎4、5番

4・パソコンによる目の疲労

・後頭部
・首の後ろ全体
・目
・肘湯

5・風邪

・後頭部（ぼんのくぼ）
・首の下（頸椎7番・胸椎1番）
　…この部分が風邪の時は硬直し、喉が痛くなったり頭が痛くなったりします。

6・花粉症

・後頭部（ぼんのくぼ）
・首の後ろ全体
・肩胛骨の内縁

7・頭痛

・肩胛骨の内縁

・首の下（頸椎7番・胸椎1番）
・後頭部

8・不眠

・首の後ろ全体
・後頭部
・肘湯

第4章　体をあたためる生活習慣

◆食事

1・栄養学ではあたたまらない

皆さんは、一度くらいは街のいたるところにあるチェーン店の牛丼屋に入ったことがあると思いますが、そこで、最近の人の食べ方を観察してみると大変興味深いのです。

まず、帽子を脱がないままで食べている人がいます。

私は、子供の時に食事の際に帽子をかぶっていたら親に頭を殴られましたし、学校の先生にも当然注意されました。町工場のある横町の食堂で、お昼休みの工員さんがせわしなく食べていたり、立ち食いそば屋でしたら納得もできますが、私の施術所のある渋谷では工員風な人はあまりいません。おしゃれ（?）な若者が多いのですが、そういった一見おしゃれな若者が、帽子を斜めにかぶったまま食べています。帽子をかぶって食事することがおしゃれになっているのでしょうか。

そして、終始、携帯をジーっと見ながら箸を口に運んでいる人がいます。ご飯を食べるときも、携帯が気になってご飯に集中できないのでしょうか。たかだか5、6分の時間なのに。これまた、私の小さい頃は、テレビを見ながらとか、そちらに気をとられて茶碗をボーっと持っていると親に叩かれました。「ながら食いはやめろ！」と、叱られたものです。昔の兄弟が多い家庭だったらそんなことをやっていたら目の前の食べ物があっという間になくなってしまいます。まさに死活問題でした。

しかし、一番気になるのが、茶碗の持ち方なのです。

「親指をお茶碗の縁に当て、四本指が茶碗の底を掴む」

私はそれが茶碗の持ち方だと思っていたのですが、見ていると人様々です。まるでコップを持つようにしている人や、托鉢のお坊さんのように、茶碗の底を手の指全部で下から持っている人。そういう人に限って箸の持ち方もぎこちないのです。

こんなことが体をあたためる食べ物と関係あるのか、とお思いでしょうが、私は食べ物そのものの成分を考えるよりも、まず第一に、食べ物に対する態度や食事に対する姿勢を見直すことから始めるべきだと考えるのです。

食べ物に向かって自分はどのような態度をとれるか、といったことが本当に健康な体を作ることになると私は思います。

今のように巷《ちまた》に食べ物が氾濫していなかった40〜50年前の日本の家庭は、食べ物をとても大切にしていました。母親には、米ひと粒には7人の神様がいるのだから、ご飯を残すなとか、お百姓さんの苦労を考えろとも言われたものでした。

帽子を脱がない人も、携帯から目を離さない人も、そして、茶碗を正しく持てない人も、結局、親から食事の仕方を教わっていないからそうなるのだと思うのですが、そういった、ただ食べ物を口に入れることが食事であるというような風景は、見ていてとても野暮で品がありません。

体をあたためる食べ物は確かにあります。しかしながら、元々動物というのは、その動物に合った、または、人種に合った食べ物を食べていれば良いのであって、動物園の肉食動物のシロクマが、防寒や長生きのために野菜を食べたとか、草食の象が肉を食ったなどということは聞いたことがないのです。

雑食性の人にとっても、本来、民族的な食べ物があるわけで、日本人の腸が欧米人に比べて非常に長いのは、歴史的に穀物中心の食事をしてきたからです。現代日本では、西洋医学がポピュラーであるために、健康に関しては何でもかんでも欧米人の考え方や方法が基本になってしまっている傾向があります。食事に関しても欧米化が進んでいます。しかしながら、日本人は日本人の体なのであって日本の食文化があるのです。本来、欧米化された獣肉食中心の生活は日本人の体には適していません。

中庸を守って、何でも過ぎてはいけません。ニンニクや高麗人参が体をあたためるからといって、それを毎日食べていても無意味です。栄養豊富な食物や体をあたためるのに適した食物は世の中にたくさんありますが、そういう物が作用するのは体が欠乏状態の時です。普段の生活で過剰に食べている体にとっては、さらなる栄養物は無駄でしかありません。

食べ物に関して本当に大事なことは、食べ物に対する感謝の念です。粗末な食べ物でも、心が込もったものを食べたときの美味しさはこの上ないのです。まして、家族団欒の中で食べることほど心あたたまる食事はありません。そういった食事が大切なのです。単純ですが、心があたたまれば体の冷えなど吹っ飛ぶのではないでしょうか。

私事で恐縮ですが、私は小学生の頃に夢遊病の気がありました。

私は、新宿・歌舞伎町の隣町の西大久保（現・大久保）で育ちました。俳優職の父親は自由奔放な人で、ほとんど家におらず、平日は、夕方に働きに出る母親が夜の11時頃に帰ってくるという家庭でした。

母親が帰ってくるまで、二つ違いの兄と作り置きの夕食を食べ留守番します。当時

（昭和40年代）はコンビニもなく、夜の7時くらいになると街は暗く寂しくなります。夜のテレビも今のようにお笑い番組や子供向けの番組が多いわけでもなく、遅くまで起きていてもしょうがないので9時には寝ます。兄と一緒に居るといっても小学生ですので夜は寂しくて仕方ありませんでした。毎日毎日夜が来るのが嫌でした。

そして、いつしか子供の私は夢遊病者のようになってしまったのです。

部屋の灯りを消し、兄と二人で床についた後、数分後に一人でパジャマ姿のままフラフラと家を出て、半分寝た状態で夜中の街を歩き回ってしまうのです。多くの場合は途中で正気に戻り、あわてて家に走り帰るのですが、小学校3年生ぐらいのある夜、またまたフラフラとさまよい出て道端で正気に戻った私は、怖くなって大声で泣き出してしまいました。

そうすると、目の前のアパートからおばさんが出てきました。

「アンタ、どうしたの。どこの子？」

聞かれても答えようがなくそのまま泣き続けていると、おばさんは自分のアパートの部屋の中に私を入れて、敷いてあった布団をかぶせて早く寝るように言うのです。私もなんだか泣き疲れてそのまま寝てしまいました。

翌朝、目を覚まして、あたりを見回すと、部屋は六畳一間で、布団の中には私より小さな子供が二人寝ていて、その横におじさんが寝ていました。おばさんは既に起きて狭い台所でなにやら用意しています。三人はその後起き出し怪訝そうに私を見ます。おばさんの説明におじさんは納得したのか、私の頭を優しくなでてくれました。二人の子供は私をジーっと見たままでしたが、そのうち二人は遊びだしました。

そして、そのおばさんは、朝ご飯を食べてゆけと言うのです。普通だったらお礼を言ってすぐに帰るところですが、なんとなく居心地が良くなったのか、私は言われたままにちゃぶ台の前に正座してました。丸いちゃぶ台の周りに、おじさんと子供二人、そして、私の四人が鎮座します。

そして、出てきた朝ご飯が、即席麺（インスタントラーメン）だったのでした。インスタントラーメンと白飯でした。

インスタントラーメンを、家族四人と、見ず知らずの子供の私で分けて食べました。二人の子供は満面笑顔だったのを憶えています。狭い六畳一間でインスタントラーメンを家族で分けて食べているのは確かに貧しい家庭かもしれません。しかし、そのときの私はそんなことには関係なく、言いしれぬ幸福を感じたのです。優しい微笑みを浮かべるご夫婦に見つめられながら、私は大事に大事にインスタントラーメンをすすっていたのでした。

この一件の後、相変わらず留守番では寂しい思いをしましたが、不思議に私は夢遊病者のように外へ出歩くことがなくなりました。

家族団欒で笑顔の中で食事することほど大切なものはありません。子供が一人だけで食事をしていたりしないでしょうか……。

いくら豪華で栄養豊富な食べ物を目の前にしても、心あたたまる家族や家庭がなければ、心あたたまる食事はできません。ですから、食べ物というのは内容が大切なのではなく、第一に食べ物に対する接し方の方が大切なのです。それが自分の心と体を本質的にあたためるものになると私は思うのです。

昼間のテレビをつけると、奥様方相手に盛んにサプリメントやダイエット食品の宣伝をしています。うんざりするくらいの種類の、訳の分からないカタカナの錠剤だの粉末ジュースだののオンパレードです。簡単にポイと口に入れれば、痩せたり長生きしたり体があたたまったりするというのでしょうか。三度の食事をしている人が、健康のために何故さらに食べなければならないのか不思議に思います。日々食欲旺盛な丸々と太った年配の人が、膝が痛いからといってサプリメントを摂っても本当に膝が治るのでしょうか。私は食べ物を減らし、減量した方が早道だと思うのですが……。

やたらサプリメントやダイエット食品に飛びつくのは、また、それに異常に執着するのは、体の欲求ではなく心の飢えからくるものだと私は思います。そのような人に限って、飢えたり腹を空かした経験がありません。

また、そういう人は、「この症状には何とかの成分が足りない」とか、「年齢と共にこの成分が失われるから」とか言って、強迫観念に駆り立てられているかのように、いつも何か栄養が足りないと感じているようですが、そういう人に本当に足りないのは……食事に対しての幸福感なのです。

2・食事は栄養補給ではない

現代日本人は確かに飽食ぎみで日常的に食べ過ぎの人が多いと思います。しかしながら、食とは単なる栄養補給ではありません。家族と語らいの時を過ごすという人生の楽しみを与えてくれるものでもあり、食事とは人とのつながりの場でもあります。

食というものを単なる栄養補給として捉えると一日何食が良いのか、という発想になってしまいます。

「体を良くするためには肉食をせず野菜穀物中心の食が良い」とか、「人は皆、一日一食で良い」とか、まるで教義教典に則って自分の一日の食事を決めつけるのも馬鹿げています。頭ばかりが先行して体の本当の欲求を無視していると言わざるをえません。道路工事をしている人や肉体労働をしている人が一日一食や野菜中心では体がもつわけがありませんし、十代の若者も当然一食などというのは無謀な話です。どのような生活をしているのかは、人それぞれです。

もし自分の体が一日一食で良しとすればそれで良いのです。野菜ばかり食べたければ食べていれば良いのです。だからと言って、それを他人に勧めることはナンセンスです。

つまり、食べたくなければ一日何も食べなければ良いのです。食べたければ慎ましく食べれば良いのです。ただし、食物に対して感謝と楽しみを抱くことが大切です。食を他の欲求のはけ口にすることなく、慎ましく食物に接すれば回数は関係ありません。大事なことは食に対する慎ましやかな心です。このことが一番大切です。

黒澤明監督の名作『七人の侍』に、ご飯の出てくる名場面があります。

ある百姓たちが、自分たちの村を野武士から守ってくれと、勘兵衛という初老の侍に申し出るのですが、勘兵衛は躊躇します。しかし、ここで威勢の良い一人の人足の啖呵で、勘兵衛の心は動くのです。（人足を演じた多々良純の日本映画史上最高の啖呵は、実際に映画を見て聞いて頂きたいと思います）

侍を雇うのに、百姓は金も名誉も何もその報酬として与えることはできない。今、目の前で炊いている白飯しかその報酬はない。しかし、それは百姓にしてみれば血が出るほどの精一杯のことで、実際にここにいる百姓たちは稗《ひえ》しか食っていないのだ、その思いが分かるかという訴えなのです。私は、このわずか数秒の啖呵の中に、弱いものの必死の訴えの代弁を聞く思いがします。

それを聞いていた勘兵衛は、人足の突き出した湯気の立つ丼飯を、「よし分かった」と言って受け取ります。そして、勘兵衛はその丼飯に頭を軽く下げ、目の前の三人の百姓にそれをかかげて告げるのです。

「……このめし、おろそかには食わんぞ」

それまで、後ろ向きに泣いていた百姓の利吉は振り向きざま満面の笑みを浮かべてひざまずく様子が描かれます。

この言葉の美しさ、そして、このひと言の重さはいかばかりのことでしょう。

人間は動物園の動物ではないのですから、食べ物に対して慎ましやかな心はもちろんのこと、それに対する信念・気概というものを持つべきではないでしょうか。

最近のテレビでは、大食い早食い競争をやっていたり、食べ物を道具のように乱雑に扱いながら、お笑いコントをしている番組がありますが、これほど低俗極まりない番組はないと私は思います。こういった番組を見て喜んでいる人たちが多いとしたら、現代日本人は食べ物に対する感覚が異常に鈍麻しているのだと私は思います。

3・体をあたためる食品・冷やす食品

前項では食事に対する精神論のようなことを述べてきましたが、体の冷えを訴える人に対する具体的な注意点は確かにあります。
まず、食べ物自体に関して基本的に大切なことは2点あります。

1・本来、体に最も必要な食べ物は水と塩です。真水と精製されていない塩（自然塩）を基本的に摂る。色の付いた水分ばかり摂らない。ナトリウム99％の精製された塩は体のバランスを狂わす（腎臓の疲労につながる）。

2・砂糖や合成甘味料の入った甘い物を過食しない。ちなみに、日頃、甘い物を食べ過ぎの人が体のバランスを崩す。特に甘いものを過食している人が花粉症になったり皮膚炎を起こすパターンが多い（肝臓の疲労につながる）。

この2点は注意すべきです。

西洋医学的な見地では、その食品に含まれるビタミンやタンパク質等の栄養成分で食品というものを考えています。ですから、高純度の単体の抽出物であるサプリメントや薬といった発想が生まれるのです。

しかしながら、体は栄養成分を本来要求しているものではありません。本来、人の体は疲れたら肉が食べたくなり、寒ければあたたかい物を、暑ければサッパリした物を食べたくなるものです。その土地その土地で食べ物の種類や食べ方も異なります。先祖代々食べてきた物やその食べ方に意味があるのです。もし宇宙飛行士が栄養成分のみの錠剤だけで宇宙で長年生活するとしたら、おそらく体も心も狂ってくることでしょう。

ですから、整体学的には、栄養学ではなく古くから伝わる陰陽の概念で食べ物を考えることがとても重要だと考えています。

東洋医学やマクロビオティックの世界では、その食品の色で陰陽の分別をしたりし、また、調理法によっても陰陽が変化するとしていますので、その区分が非常に複雑になっています。以下に示す分類は、あくまでも個人的な経験を基にして判断したものです。私が考える整体学的な区分としてまとめてみました。

４・体をあたためる食品

体をあたためる食品は肉や塩辛いもの、そして、寒い地方に育つものに多い。また、地中に伸びる根菜に多い。

・生姜《しょうが》

生姜湯にしたり、うどんや汁物に入れると体があたたまります。私は風邪気味の時は、生姜を薄くスライスして味噌をつけてかじります。

・ネギ（葱）

ネギは常食すると風邪に強くなります。

動物園の猿が毎年冬になると風邪を引いていたが、飼育係の人がネギを与えたところ猿は風邪を引かなくなったという話を聞いたことがあります。また、風邪を引いたらネギをたっぷり入れたシジミ汁を食すことをお勧めします。体がぽかぽかになり汗が出ます。

・ゴボウ（牛蒡）

ゴボウには、整腸作用、利尿、解毒、発汗、浮腫を取る、造血作用、強壮、強精作用があります。肝臓・腎臓の機能を高め、性ホルモンの分泌を促します。豊臣秀吉も好物だったようです。ちなみに、私は体が痛いときは肉食を控え、きんぴらごぼうを食べるように勧めています。ごぼうは陰とする考えもありますが、肝腎の機能を高め解毒作用が大きいため、その結果、体は陽の方向へ向かうと考えます。

・梅干し

梅は塩で漬けることで最高の健康食になります。肝臓の疲労を取り、流れを良くします。

梅は、元々そのままでは陰のものですが塩に漬けたりする、つまり梅干になることで陽になります。また、中庸に近づける食品でもあります。陰性のものでも塩で煮たり陽性の強いものと一緒に調理することで陽性になるのです。料理というものの根本は、基本的にこのような陰陽の融合なのだと思います。

・ニンニク

ニンニクは確かに体をあたためますが、非常に刺激が強いために生で食すのは控え、揚げたり焼いたりして食す方が良いでしょう。

・味噌、醤油、納豆

日本の伝統的な発酵食品です。日本人は民族的にも米と味噌汁中心の食事がベストと言えます。陽ですが中庸に近づける食品です。

・山芋・カブ・ニラ・人参・卵・肉類・自然塩・栗

5・体を冷やす食品

暑い地方に育つものに多い。また、天上に向かって伸びてゆく野菜類に多い。

・白砂糖

精製された砂糖は肝臓も疲労させます。白砂糖の摂りすぎはアレルギーを出しやすいので注意。甘いお菓子類の過食は控えた方が良いでしょう。

・牛乳

牛乳を飲むと下痢をする人が多い。特に膵臓が疲れている人は、牛乳を飲むと下痢をする。

・ビール
冷たいビールは夏場だけにした方が良い。

・バナナ
一時期、バナナのダイエットが流行りましたが、冬場のバナナの常食は体を冷やすことになると考えます。

・スイカ・トマト・キュウリ・メロン・ほうれん草・セロリ・ミョウガ・梨・タケノコ・椎茸
トマトに塩をふったり、キュウリに味噌をつけて食べたりしますが、これは、陰と陽の食べ物を合わせて中庸にもっていくやり方です。煮たり焼いたり組み合わせることで偏りをなくします。つまり、栄養の偏りではなくて、陰性陽性の偏りをなくす工夫が民族的な食文化の中にあるのです。

また、納豆やキムチ、ヨーグルト、糠漬《ぬかづけ》、味噌、醤油、といった発酵食品は、体の中で陰陽を中庸にする働きが強いと考えます。菌が体の中で中庸のバランスをとってくれるのです。ですから、発酵食品は人の体にとても重要で常食するのが良いのです。

白米のご飯や穀物はまさに中庸の部類です。我々日本人の体に合った理想的な食事の形は、まさに和食です。ご飯、味噌汁、納豆、漬け物、梅干し、焼き魚という、旅館の朝ご飯でよく出るメニューが、本当は陰陽の考え方ではベストと言えます。

また、蜂蜜は非常に不思議な食物です。エジプトのミイラにも使われたように驚異的な殺菌力と保存性を持っています。肝機能を高めますので、蜂蜜は陽性または陽に近い中庸のものであると考えます。私は疲れたとき、牛乳に蜂蜜を混ぜた蜂蜜牛乳をよく飲みます。

◆入浴

よく、年がら年中、お風呂の温度を42度などに決めて入っている人がいますが、人それぞれ体は違います。季節によっても体は変化します。当然、子供と大人でも体は違いますので、お風呂の温度を厳格に決めて入るのもナンセンスです。

体の冷えを感じるときは、少々熱めのお湯の中に最初から入り、出たり入ったりを2〜3回繰り返します。これは体に汗をかかせることが目的です。汗が出れば呼吸器や腎臓の流れが良くなりますので、風呂から出た後は体があたたまります。ぬるいお湯の中に長く入っていると汗が出にくいのです。

風呂から出て注意しなければいけないことは髪の毛をすぐに乾かすということです。髪の毛が濡れたままだと体の体温は急激に下がってゆきます。髪の毛が濡れたまま絶対に寝てはいけません。女性は髪の毛が長い人が多いですから面倒だと思いますが、濡れたままで寝ると風邪を引きますので注意が必要です。

朝の通勤電車にあわてて乗ってくる女性の髪の毛が濡れていることがあります。きっと、朝シャンをしてきたのでしょうが、いくら時間がないからといってもこのようなことは体をどんどん冷やすことになることを憶えておいてください。

また、生まれたばかりの赤ん坊は髪の毛がまだ少ないですから、冬は布団を掛けていても、頭が冷えて、朝方、咳をしていたりお腹をこわしたりすることがあります。乳幼児は冬場は頭巾や帽子をかぶせて寝かせましょう。大人でも、冬場の寒いときに帽子をかぶって寝てみるとあたたかさの感じ方が違うのが分かるはずです。

そして、最も体があたたまると思われる入浴法は、海水風呂です。

何時間も冷たい海の中で仕事をしている海女さんたちは、陸に上がると、体をあたためるために海水をドラム缶か何かに入れて沸かし、その中に入るといいます。

しかしながら、一般家庭ではとても海水風呂はできませんので、粗塩や入浴用の塩をお風呂の中に適量入れて入ると良いと思います。

　また、腰から下を熱めのお湯の中に入れる「腰湯」は、意外と体の冷えの改善に効果があります。何故かというと、膝後ろというのは胸椎10、11番と連動していると前述しましたが、整体学的には、脚部というのは下図のように、実は上体と連動しています。

　骨盤を中心に、頭部が逆さになっている感じですね。


　足首は頸椎1、2番で、足は頭です。そして、重要なのは、ふくらはぎが、肺・心臓・腎臓・肝臓のすべての臓器に関係している点です。

　また、太ももの後ろは腰そのものですから、脚部をあたためるということは、体全体をあ

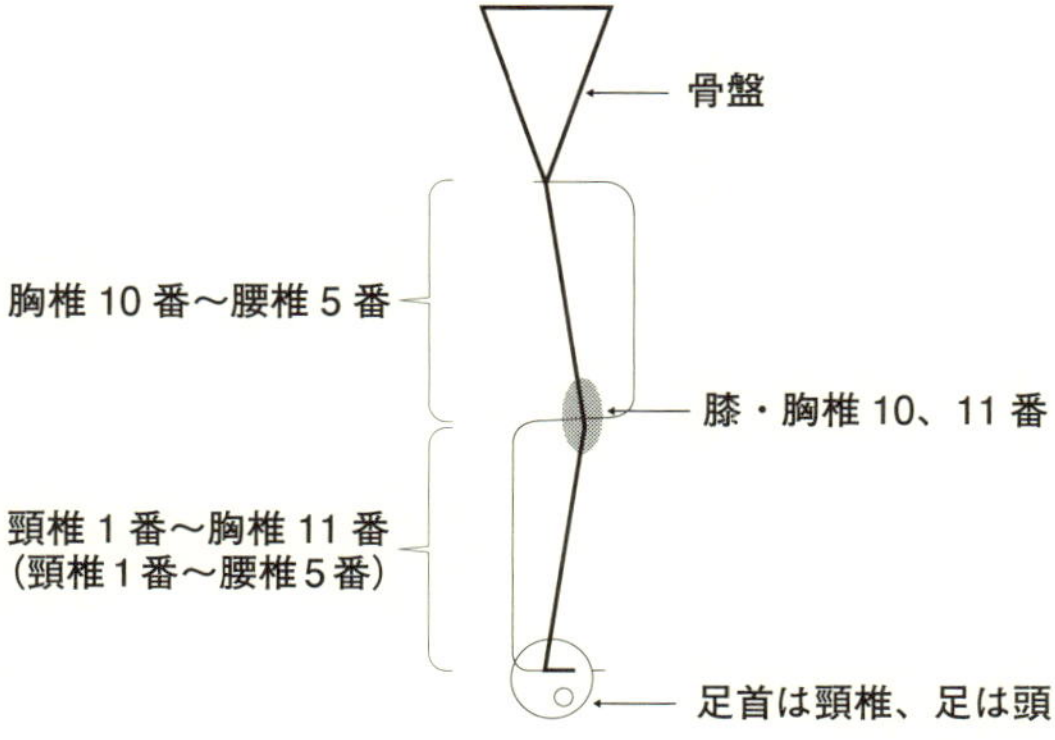

たためることに等しいわけで、体全体をぬるいお湯に浸けるよりも、少々熱めの腰湯の方が体全体があたたまります。

同じ理由で、肘湯というのもあります。これは少々熱いお湯を用意し、それをたらいに入れて両腕を浸すという方法です。肘湯は腰湯よりもダイレクトに肺をあたためます。肘湯はかなり直接的な方法になりますので短時間で済ます方が良いでしょう。

◆睡眠

睡眠は体と頭の整理です。体と頭を使っている人は、それだけ睡眠時間も必要ということになります。

短時間睡眠を推奨する人もいますが、寝ることは時間の無駄ではありません。寝るから体も頭も動けるのですから、寝ることを悪いように考えることは間違いです。いくら熟睡をすれば良いといっても、一日の睡眠時間が常に3時間でもつ体はおそらくないでしょう。

人は夢を見ますが、夢という映画のような映像を頭の中に映すことで、心理状態や記憶の整理整頓を行なっています。

起きたときに夢を憶えていないのが大半ですが、人は睡眠中に夢を見なければ頭の整理がつかなくなります。もし、夢見る睡眠がなければ、人は精神的におかしくなってしまうでしょう。また、睡眠中にホルモンが分泌され体調の管理もしています。ですから、単純に体を休めるというのが睡眠ではありませんので、その人の年齢や生活環境や疲労度によってそれ相応の睡眠時間が必要で、一概に何時間がベストとは言えません。

それでは、整体学的に熟睡できない体というのはどのような体でしょうか。

簡単に言うと、熟睡できない体は頸椎7番と胸椎1番が硬直し背骨が全体的に硬直しているのですが、その要因に主に以下の二つの傾向が挙げられます。

まず第一に、呼吸器（肺）が硬直しています。

呼吸器が硬直しているというのは、分かりやすく言うと、胸郭の広がりが制限され、て、肋骨の動きがなくなっている状態です。呼吸器の硬直は、手首と肘の後ろの硬直、そしてまた、股関節の硬直として顕著に表れます。体を動かさずに頭脳労働ばかりをしている人や、過剰なストレスを抱えている人は呼吸器を硬直させます。

第二に、慢性的に食べ過ぎ飲み過ぎている体です。

寝る前によく食べる人、食事はいつも腹をパンパンにしなければ気がすまない人は、消化器系統はもちろんのこと、肝臓や腎臓は休まる時がありません。腹が盛んに働いていては、体が落ち着かず熟睡できないのです。過度のお酒も熟睡を妨害します。酔っぱらって寝ることを習慣にしている人は、起きたときいつも体がだるく、疲れが取れていません。神経的にも緊張感が取れないため、そういう人の体は全体的に緩みがなく、筋肉も硬くなってゆきます。

日常生活で一番大切なことは、食べ過ぎたり飲み過ぎた状態で寝ないということです。夕食はなるべく早めに済ませ、腹に何も存在感がない状態で寝るのがベストです。もちろん、ストレス食いは禁物です。

「私は不眠症だ」と言う人がいますが、そういう人に限ってたくさん食べます。睡眠時無呼吸症候群といわれる人もよく食べます。寝際に、たくさん食べている人は寝ても疲労が取れないのです。端から見れば寝ているのに、本人に言わせると「寝ていない」感じがするのです。熟睡できないと言うのです。そういう人は自分の食生活を省みなければなりません。

不眠症と診断されると医者から睡眠薬を処方されますが、ひどくなると、抗うつ剤等の向精神薬も一緒に出されます。抗うつ剤を飲んだ人は、起きているのか寝ているのか分からない状態、まるで、麻薬中毒の人のように、夢うつつの世界で一日を過ごすことになります。一日中、起きているのか寝ているのか分からない状態では、睡眠の欲求など湧くわけがありません。これで、本当に眠れない状態が作られてしまう場合が実際にあります。

そうなったら、何のために薬を飲んでいるのかわかりません。病気というレッテルを貼られ、その病気の処方薬を飲むことで、本当にその病気になってしまうのです。向精神薬の恐ろしさは医者が一番知っているはずです。向精神薬は麻薬と同じですので、その手の薬に手を出すことは絶対にやめましょう。

また、脚の内股の伸びは睡眠の急処です。抱き枕を股に挟むとよく眠れるのも、内股を刺激しているからなのです。眠れない人は内股が硬直している人が多いのです。寝る前に開脚したり前述したカエル足体操や寝床体操をして、内股をよく伸ばすようにするとすんなり眠れるようになります。

「希望に起き、感謝に眠る」

この言葉は、以前、私が整体の修行中に、東北で活躍されている療術家の恩師から頂いた言葉です。

新しい一日の希望を抱いて目を覚まし、その日を生きた感謝を持って布団に入ることが人間の最も大切なことだということです。一日は何もしなくても過ぎていきますが、その一日の中で自分は生きているのだから、少なくとも今日という新しい日に希望を抱き、寝るという一日の区切りの時に、一日を生きたことに感謝しようということだと思います。

私は、一日は生と死の繰り返しだと思います。朝、目覚めの時に生まれ、夜、眠るときに死を迎えます。毎日はその繰り返しなのです。その繰り返しができなくなった時に、本当の死を迎えるわけです。一生の予行演習を一日一日やっているようなものです。

つまり、不眠症というのは、未練たらしく一日（一生）を過ごしたのと同じで、一日の中で一生懸命与えられた命を生きていないのです。明日がまた当然のごとくやってくるから、何事も明日以降に先延ばしにしておけば良いという考えに等しいのです。

本人にしてみれば色々と悩みはあるでしょうが、眠れないのが不安なのではなく、明日に希望を抱けないのです。今日に対しても感謝ができないのです。だから不安で眠れないとも言えるのです。

一生懸命に一日を生きた人には睡魔の神様がやって来て、あれよあれよという間に夢の世界へ連れて行ってくれるはずです。

◆立ち方・歩き方・座り方・呼吸法を変える

体を動かせば、基本的には新陳代謝が良くなります。汗をかけば老廃物質が外に出て流れが良くなります。ですから、冷え性の人が、スポーツクラブやジムへ行って跳んだり跳ねたり、また、重いバーベルを持ち上げたりして汗をかくことは体をあたためることになりますので悪いことではありません。

しかしながら、こういった有酸素運動や筋力トレーニングをした人の中には、逆に体調を崩したり関節がおかしくなったと言う人がいます。そして、自分の体は運動には適さないのだと判断してしまい、以後、運動は一切やらなくなってしまうのです。

運動を敬遠して、簡単に口にポイと入れるだけのサプリメントに走る傾向は、そういった理由があるのかもしれません。

しかし、現代人は体を動かすということに対して、根本的なことを見落としています。体を動かすということは、なにも特別な場所へ行って有酸素運動や筋力トレーニングをやることではありません。

実は人の最も基本的な動きは、私たちが毎日行なっている「立つ・歩く・座る」にあるのです。そして、その中に実は健康の原点が隠されているのです。これは当然と言えば当然のことです。

つまり、正しく立つ、正しく歩く、正しく座る、という動きが、体全体の動きの集約された形であって、その延長線上に本来の健康な姿があるのです。そして、その動きの中には呼吸というものが深く関係していることは言うまでもありません。

いくら、ジムのウォーキングマシンで汗をかいても、立ち方・歩き方・座り方というものが基本的になされていなければ、偏った体の動かし方をし続けることになります。動きの根本が身についていないのに、例えば筋肉主義で体を動かしていれば、そのうちヘトヘトになってしまうのは当然です。

こういった観念は、戦後の体育教育というものが、欧米の体力筋力偏重主義の下で行なわれてきた結果できてしまったものと言えるでしょう。それは他人と競争するためのものであって、本来のからだそだて（体育）ではありません。

「立ち居、振る舞い」といった体力とは関係ない日本独自の躾《しつけ》の世界は、走ったり飛んだりバーベルを持ち上げたりする以前の、人の最も大切な動きの集大成であり、こういったものにこそ本当の体運動の原点があるのです。

日本の武道や舞踊や茶道が、すべて究極には、礼に始まり礼に終わるものであって、その中に、立つ、歩く、座るの様式を備えているのは、それが体つくりの本質だからなのです。そして、そういった根本の動きを見直すことで、当然、体の流れは根本的に改善されてゆくはずです。冷えといった問題も、歩く、立つ、座る、呼吸、という、一見単純なものを度外視してはなりません。体に起こり得るすべての病症の改善は、歩く・立つ・座る・呼吸、といったものを見直すことから始めるべきと言っても過言ではありません。

1・立ち方を変える

拙書『誰も書かなかった整体学』および『病気にならない整体学』でも述べましたが、赤ん坊の成長過程を考察すると、呼吸器と骨盤の連動性というものがはっきりと分かります。

まず、赤ん坊は立ち上がる前に、必ず二つの種類の形をとります。
ひとつは、体を海老反りのようにして両手で上体を起こします。
もうひとつは、「ずりばい」です。

海老反りの形は、背中の椎骨ひとつひとつを反らし、呼吸器（肺）の弾力を作り上げるための行為です。つまり、肋骨を膨らませている運動です。そして、ある程度呼吸器の弾力を作り上げたら、今度は「ずりばい」によって骨盤の弾力を作り、腰の強化を図ります。

この、ずりばいの脚の角度こそが、腰仙関節と仙腸関節に柔軟性をつける角度なのです。

ずりばいの脚の角度は、ちょうど相撲取りの「四股《しこ》立ち」の角度と同じです。うつ伏せか立っているかの違いだけです。四股踏みができる足腰の柔軟性と強さは、人の体の理想型とも言えるのです。

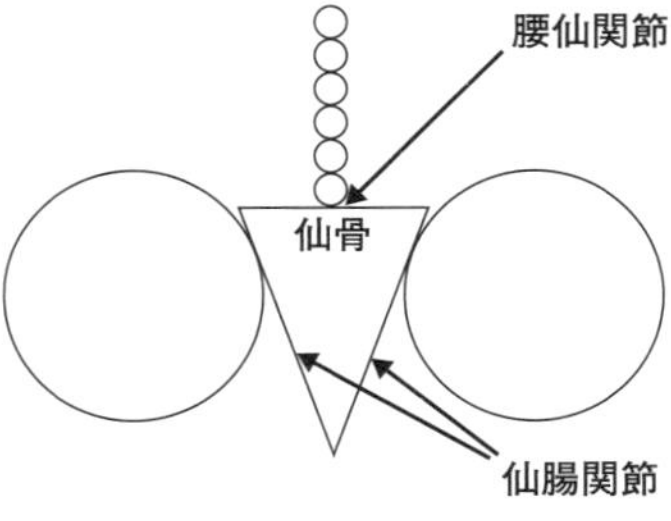

ここに、股関節の弾力と呼吸器の弾力には連動性があることがわかるのですが、大人で股関節が硬いという人は、それだけ呼吸器が硬直しやすいとも言えるのです。ちなみに、右の股関節は右肺と、左股関節は左肺と連動しています。

・螺旋の力で立つ

さて、腰の反りを作り、骨盤に弾力をつけて赤ん坊は立ち上がるわけですが、人が二本の脚で立つということは、力学的には体の中に何が起こっているのでしょうか。ただ単に、両脚がつっかえ棒のようにして立っているのでしょうか。それとも、倒れないように頭の中でうまくバランスをとっているのでしょうか。

この問題が今まで解明されてきていませんでした。一般的には前記のような概念があるために、つま先重心とか、踵重心という捉え方でしか「立つ」という運動行為が認識されていません。

しかしながら、重力の存在する地球上で立ち上がるということは、実は単に突っ立っているわけではないのです。

立つという行為は体の何を使っているのでしょうか。その解答のヒントは、ずりばいに隠されているのです。

まず、ずりばいは股関節の内側の柔軟性を高める動きです。内股を開くことによって、内股の絞り力を養っています。これは内股を絞ってゆく感覚そのものです。内股の絞り力というものは脇腹・側腹を締める力と足の指の力につながっています。地面を足の指で掴む力です。

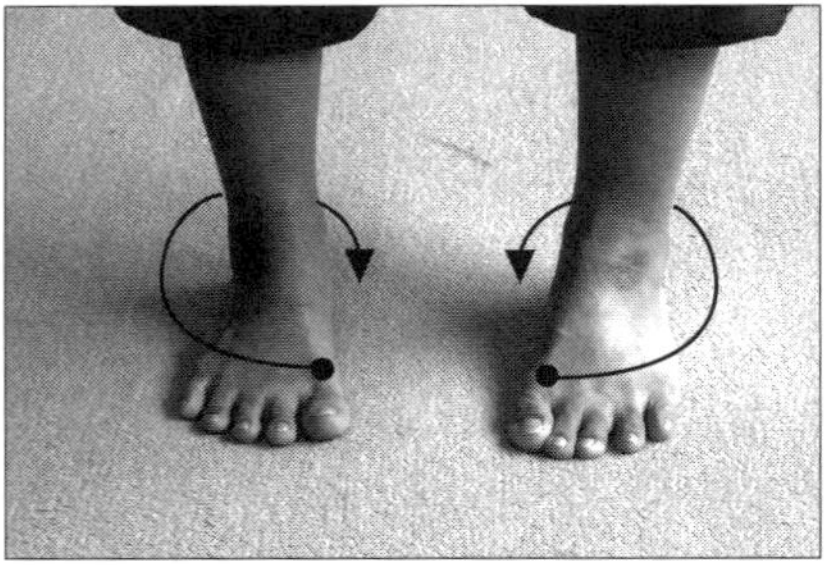
親指の付け根を支点として、踵を内側に絞り込む。

基本的に、内股の絞り力と足の指の力があるから人は二本の脚で立てるのです。ですから、この内股の絞り力の感覚というものは、他の動物には存在しないものではないかと思います。

しかし、我々もこの内股の絞り感を、あえて意識することは非常に難しいとも言えます。（だからこそ腰が下がって悪くなるとも言えるのです）

内股の絞り感を体感するために、試しに、以下のようにやってみてください。

両足を肩幅に開いて平行に立つ。そして、足の親指の付け根を支点として、実際は踵は動かさずに、両踵を内側にゆっくりと絞り込んでゆき、土踏まずを浮かせるようにする。

そして、それと同時に膝の後ろを伸ばし、最後に足の小指で地面を掴むようにする。

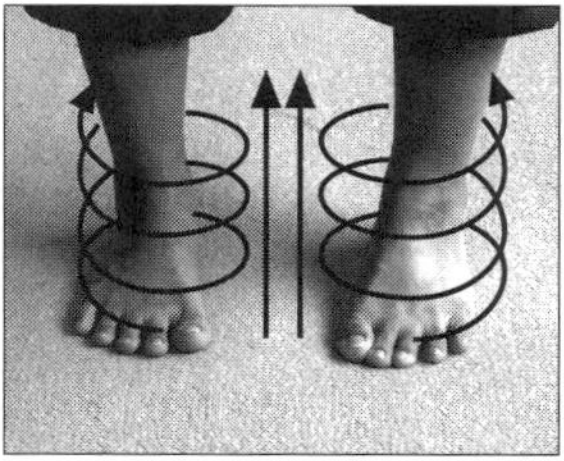

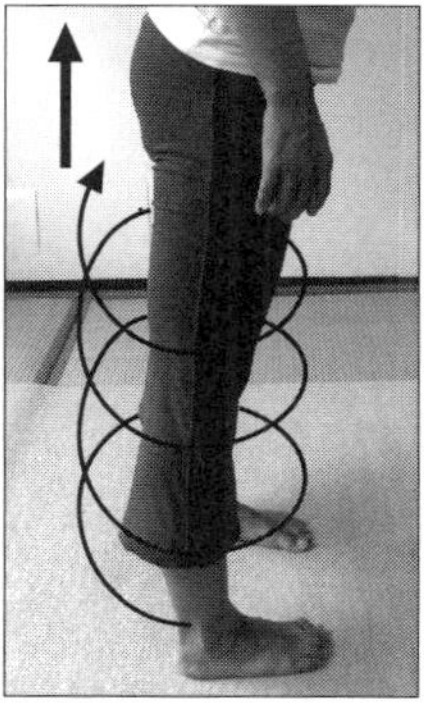

足下から入る螺旋状の力

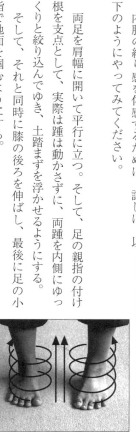

このように内股を絞ってゆくと、腰が反り、ヒップアップし、胸郭が膨らんでゆくのが体感できるはずです。

腰椎4、5番を基盤とした椎骨の反りは、脚の内股の絞り力と、それに付随した膝後ろの伸びが大本で起動することが分かります。腰だけ上げてもヒップアップにはなりません。

つまり、ヒップアップしたお尻と引き締まったウエストを作るには、脚の伸びと内股の絞り力というものを作らなければならないのです。骨盤を矯正すれば痩せるとかウエストが締まるとか宣伝している整体がありますが、骨盤単独で腰が締まったり上がったりは絶対にしません。

伸筋を、伸ばして固める筋
屈筋を、曲げて固める筋

とすれば、人が二本の脚で立ち上がるときは伸筋を使っています。この伸筋も脚の内股の絞り力が基なのです。この内股の絞り力なくしては上体の伸筋も使えません。

人は赤ん坊の時に、背骨を反らし、ずりばいをすることで骨盤の弾力と股関節の動きと共に内股を絞る力を手に入れました。内股を絞る力は、螺旋状の力と表現できます。つまり、人は足下から入る螺旋状の力があるから二本の脚で立てるのです。

もちろん、膝が真っ直ぐに伸びるから立てるのですが、膝が伸びるということは、膝を単に前後に動かして真っ直ぐにしているのではなく、内股を絞ることで螺旋状の力が入ってきて膝を伸ばすことができるのです。

例えば、外反母趾や膝痛の問題は、内股を絞る力が弱くなり膝が内側に入り、内《うち》踝《くるぶし》側がつぶれ親指の付け根に負荷がかかるから起こるというような視点からの原因追及が根本的に必要なのであって、病院へ行って関節の手術をしたり、靴のせいにしても永遠に問題は解決しないでしょう。

前述したように、足の親指の付け根を軸として踵を内側に入れるように内股を締めてみると、足の指が一本一本開いてゆく感じがあります。そして、最終的には小指側（足の外側面）が床に張り付く感じが出るはずです。そのとき、土踏まずはアーチ状に浮いているはずです。足が地面に張り付く感覚とは、内股を絞り、足の指が一本一本開いてゆく感じなのです。

土踏まずの状態というのは、その人の内股の力や腰の弾力、肋骨の硬直、すべてを表しています。ですから、扁平足の人は、腰が下がりやすく肋骨も股関節も硬直しやすいと言えます。つまり、扁平足の人は何か体に不調を抱えている人が多いのです。

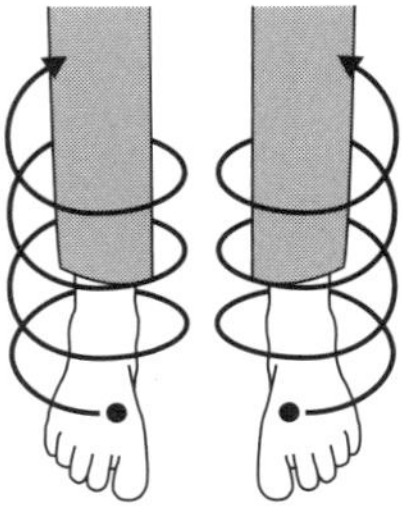

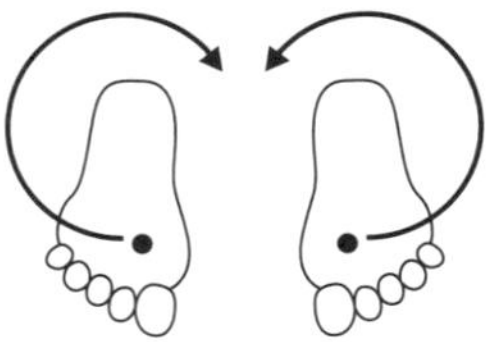

以上の説明のように、立つとは単に脚を棒状にして立っているのではなく、内股を絞ることで螺旋状の力を足下から頭の先まで通している状態なのです。

体の中には渦巻状の力が通っていて、それが一本の軸として体感されるので、武道の世界では体の軸と言ったり正中線と言ったりします。つまり、軸感覚は、単に上から下への線上に感じられるものではなく、体の絞り感の上に存在します。

雑巾を絞ると一つの棒状になるように、足下から入って来た渦巻状の力が、究極の形として一線上に集まってきて「軸」感覚になるのです。

そのような軸感覚や正中線を感じる体が本質的には良い体と言えます。ですから、ただ単に正面から見たら真っ直ぐ立っているのが軸のある体ではありません。

整体の現場で何年も人の体を見ていると、立ち姿でその人の体の渦巻状の力を見て取ることができます。体に渦巻状の力を感じる人はとても良い体をしています。逆に、渦巻状の力を感じない人は、体力のない弱々しい体をしています。

沖縄剛柔流空手には、サンチン（三戦）という鍛錬法があるのですが、これは体の螺旋の力を養うもので、私の知りうる限りの究極の鍛錬法とも言えるものです。

このサンチンとは呼吸法でもあります。専門的に学ばなければ習得できるものではありませんが、この方法で鍛錬していると、呼吸法とは単に大きく深呼吸するのではなく、螺旋の力を伴って体の締めや緩みを作ることであることが分かります。

渦巻状の力が体の各所でぶつかり合い、それによって、体が膨らんだり閉じたりします。

この動きに呼吸を合わせてゆくと、体の中を巡るひとつの大きな輪を感じることができます。それが157ページの図ですが、この、目に見えない絞り力の流れを気と呼ぶのであれば、それは誰しも訓練次第で分かるものです。

図の、腰を巡る輪と上体を巡る輪の合わさった処の、前の部分が「下丹田」で、後ろの部分が「腰椎4、5番」になります。下丹田とは以上のように、体を絞る力の集積で体感できるものなのであって、腹を単独に膨らませたり締め付けたりしても感じられるものではありません。

体の流れに大きく関係する腎臓系統の胸椎10、11番の弾力というものも、この螺旋の力に深く関わっています。つまり、螺旋状の力は、膝の後ろを伸ばし、ヒップアップし、腹が縦方向に伸びる力に変換されますが、その際に、腰が反ってゆくために、胸椎10、11番の弾力を作ることができるのです。（サンチンの場合、ガマク・チンチという身体法を使うため、腰は反らしません）

つまり、こういった内股の絞り感を作ることで、体の流れを良くすることができるのです。

さて、第1章で現代若者の脚の歪みについて触れましたが、つま先が内側に向くというのは体の螺旋状の絞り力が弱い

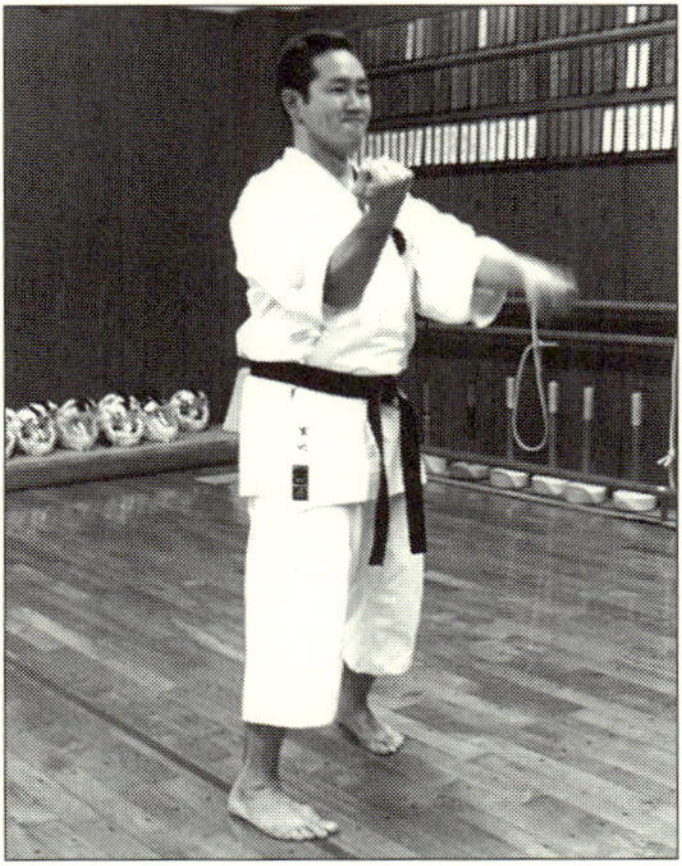

サンチン（三戦）

ということです。

小児麻痺やリウマチの人の歩く姿を観察すると、やはり、つま先は内側に向いていることが多く、螺旋状の力が弱いと体全体は萎縮の傾向に入ります。つまり、現代の若者、特に若い女性の足のつま先が内側に向いているということは、それだけ若い女性の体が弱く萎縮しているということなのです。これでは婦人科の病症が低年齢化し、しかも年々多くなってくるのは当たり前です。冷え性が多いというのも当然です。

歩いているときに、自分の足のつま先はどこを向いているのか、なぜ、そのようにしか歩けないのか、ということを見直さなければなりません。まさに脚下照顧《きゃっかしょうこ》することが大切なのです。特に現代の若い女性は、そこから始めなければならないと私は思います。

人は、天に向かってこの地上に立つ、ひとつの渦巻状のエネルギー体でもあると言えます。人の体の老いとは、一言で言って、この渦巻状の螺旋の力が無くなってゆくことなのです。人は立てなくなって死に至ります。立てなくなって頭も呆けます。つまりは、この螺旋状の力こそ生命力の源と言えるでしょう。

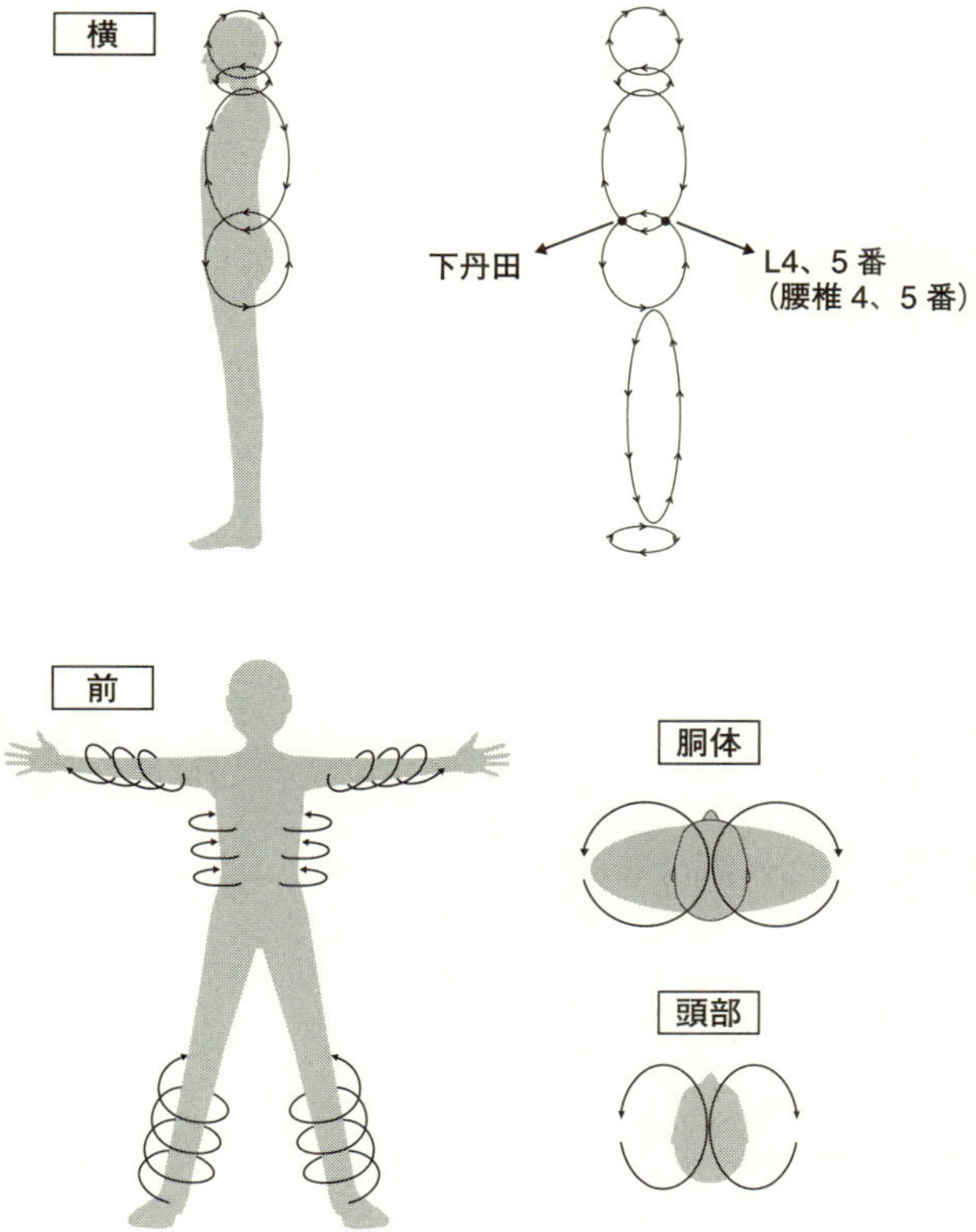
横
下丹田
L4、5番
（腰椎 4、5 番）
前
胴体
頭部

それが二本の脚で立つという本質なのです。

2・歩く

立つということにおいて内股の力を使っているのと同じように、歩くことにおいても、当然、内股の力を使わなければ歩けはしません。歩くという行為は、片方の脚が互いに宙に浮くのですから非常に難しい動きです。

例えば、片足立ちをしてみましょう。

そうすると、立っている方の脚の内股に力が入って、それに伴って、軸足の膝が体の正中線

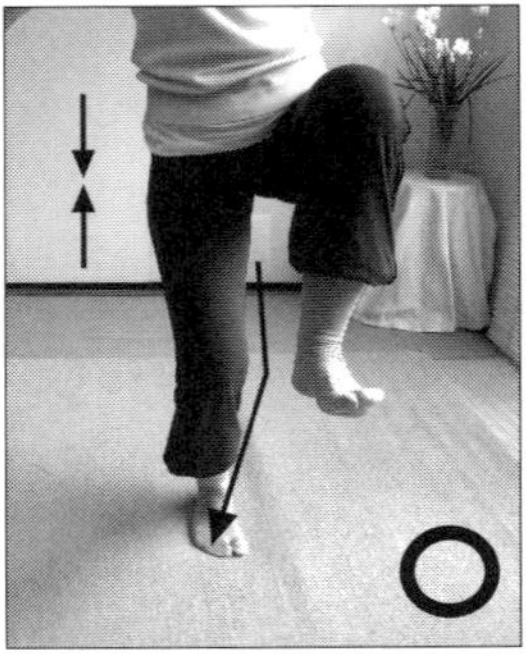

【良い立ち方】内股が締まり、膝下の力は小指側にもってきているので安定する。

にほんの少し絞り込まれてゆくことが分かるはずです。

この時、バランスの良い人は、軸足の股関節の内側を適度に締めて、軸足側の側腹を締め、軸足の小指、薬指（４、５指）で地面を掴んでいます。

また、バランスの悪い人は、股関節の内側と側腹の締めが弱く軸足の小指・薬指の力も弱いために、膝が極端に内側に入ってしまうか、膝が外側に動いてフラフラしてしまいます。

小指側の掴む力を忘れて、内股の締めだけに気を取られても膝が極端に内側に入ってきて、足の親指側だけに力点が行って不安定になります。

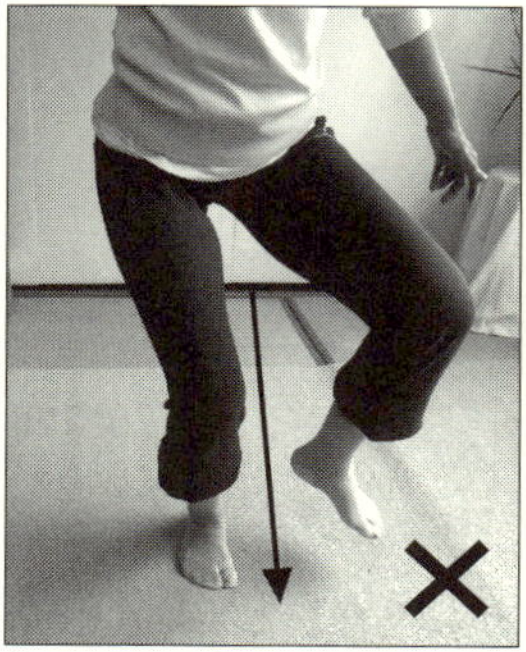

【悪い立ち方】小指側の力が弱いため膝が内側に入って不安定になっている。

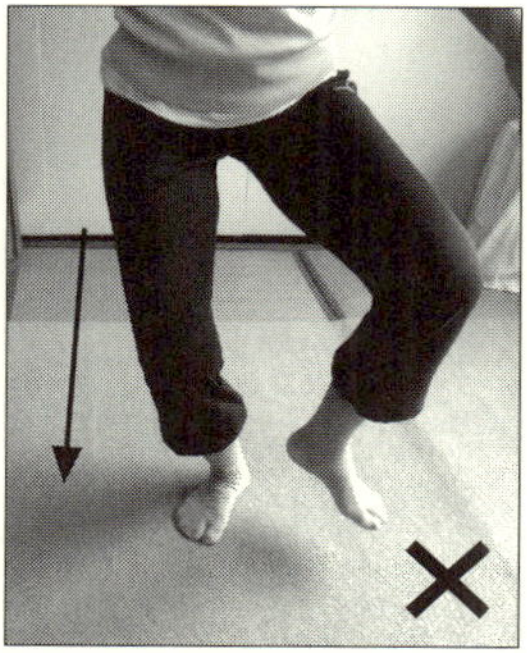

【悪い立ち方】内股の締めが弱いため膝が外側を向いて不安定になっている。

膝の向きとつま先の向きは同方向になっていなければバランスを失います。

つまり、バランスの良い人は、股関節の内側を締める力があって、絞り込まれた膝を中継地点として、膝下の螺旋力を軸足の小指側に持っていっているのです。力学的に、螺旋力が膝の内側から軸足の小指側へとクロスしてゆくのです。

膝は、螺旋の力の変圧器のような役割があるのです。小指側に力が入ってこそ内股が絞られ親指で体を支えられるのです。

・足の小指の力で地面を掴む

重心という言葉は、人の体に使うとき、これは非常に曖昧な言葉です。

実際に整体の世界でも、足の親指側重心が良くて、小指側重心は良くない、ということをよく耳にするのですが、人の体は単に割り箸がつっかえ棒のようにして立っているのではなく、絞ったり地面を掴んだりして立っているのです。

『誰も書かなかった整体学』において、足の親指の重要性について言及してはいますが、これは重心といった概念で述べているのではありません。

単なる重心という概念で言えば、中心に近い方で立っているのが良いので親指側重心がベストということになるのでしょうが、実際は小指側で地面を掴む力が体のバランスを良くしているのです。小指側の捉えが螺旋状の力を生む原動力になり、小指に力が入るから親指に力が入るのです。

これは、例えば、雑巾を絞ったり、剣道の竹刀を振り回すときにしても、小指に力を入れたり小指で竹刀を掴まないと握りが弱くなることでも分かるように、体の絞り力は、人の体では最終的には末端の小指の力と同じとも言えます。

腰の反りの力は、足の指の力と連動しています。特に小指の力が弱くなると、指全体の掴む力が弱くなってくるのです。

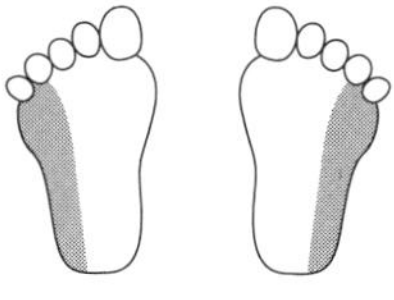

小指側重心のイメージ

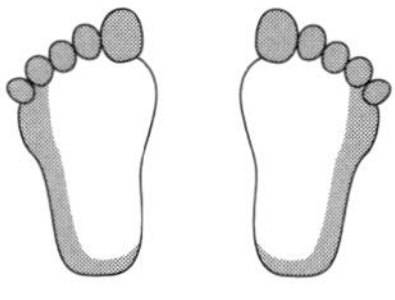

小指の力・螺旋の力のイメージ

「足の内側（親指側）に重心があるのが腰が良く、外側（小指側）に重心があるのは腰が落ちている」という従来の概念が、その言葉だけでは説明不足であるということが分かるはずです。親指重心信仰に惑わされている人が非常に多く、整体の世界でも単純な親指重心信仰のために体を壊しているケースがあるのです。（前ページ図参照）

それでは、内股を使った理想的な歩き方とはどのようなものか、それを説明したいと思います。

まず、軸足の内股に力を入れ、内股を絞りながらもう片方の足を前に出す。その時、前に出した足と同側の腰が一緒に前方に動きます。

そして、できるだけ足裏を正面に見せながら出した足の踵から着地します。

前に出した足が後方へ移動するにつれ、今度はこちら側が軸足になりますので、こちら側の脚の内股に力が入ってゆきます。そして、脚が後ろに来たときは、その脚の内股が最大限伸びます。

そのときはまだ指を曲げ踵を上げてはいけません。後ろ脚の内股が伸び、膝後ろが伸びてから指を曲げ踵を上げてゆきます。

大事なことは後ろ脚の状態です。腰の悪い人は内股の力がありませんので、膝を伸ばす前に足が前に出てゆきます。膝が伸びない状態で足の指も曲げずに歩くから、まるで、ペンギンが歩いているようになるのです。

内股に力を付けながら歩くには、足が後ろにきたときに膝を最大限伸ばし、膝が伸びたら内股を伸展するように踵

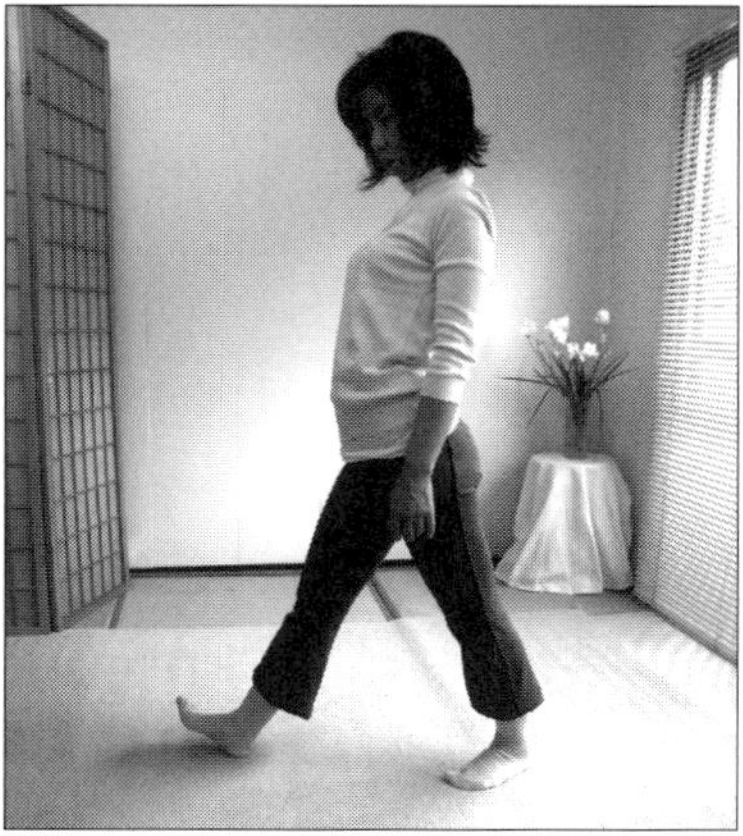

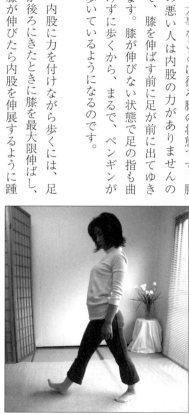

できるだけ足裏を正面に見せながら出した足の踵から着地。

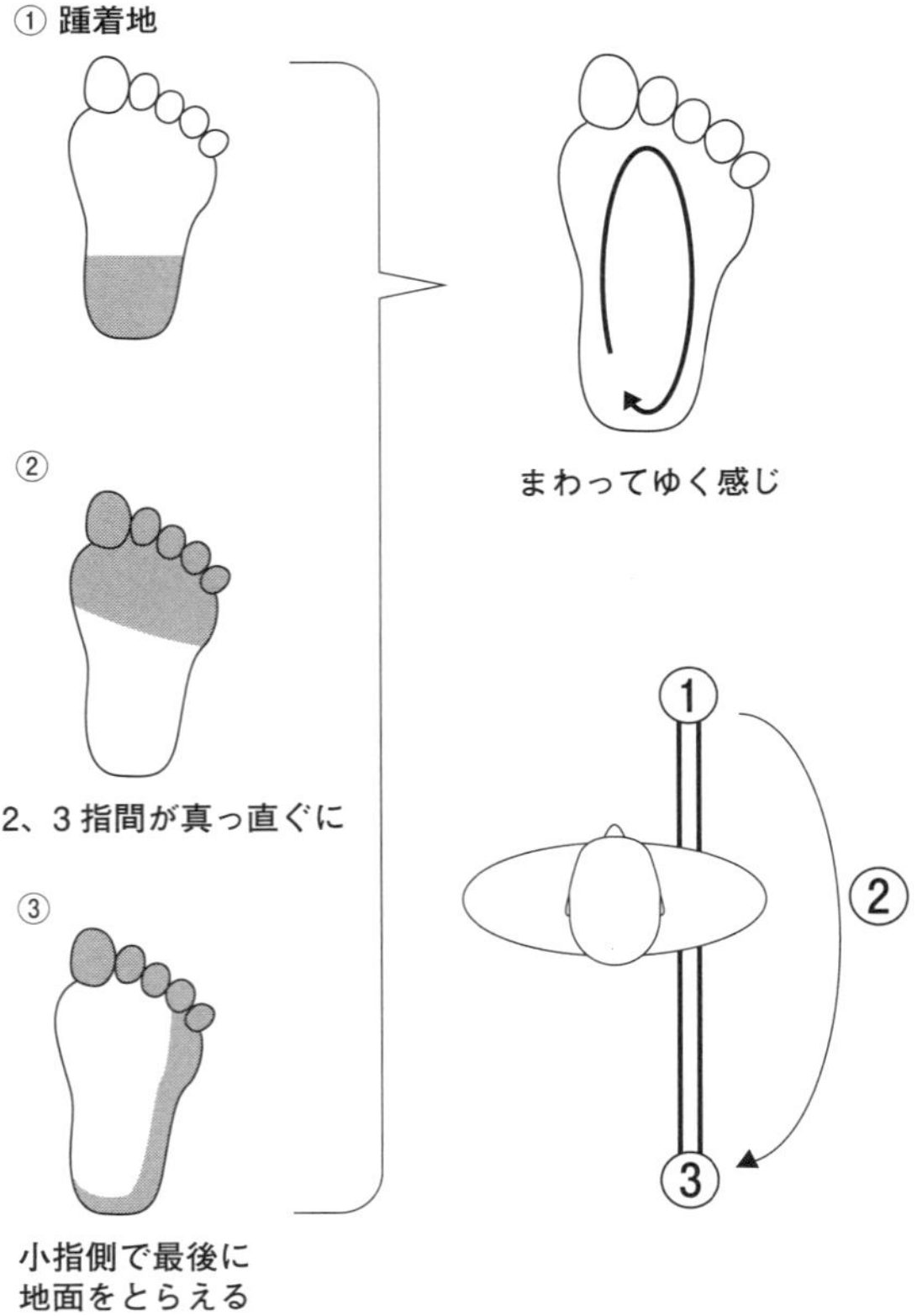
① 踵着地
まわってゆく感じ
②
2、3 指間が真っ直ぐに
③
小指側で最後に
地面をとらえる
1
2
3

を内側に絞り込んでゆくのです。そして、踵を内側に絞り込んだら、小指から親指という順序で、地面を掴みながら前に進んでゆきます。

このように歩くと、「最後に足の親指で蹴って歩く」という単純なイメージではないのが分かると思います。アイススケートの走り出しのような股関節の使い方の繰り返しのようなイメージです。

足の親指の動きはもちろん大切ですが、最後に足の親指で蹴ったりジャンプしたりするのではありません。後ろ足の最後の状態は、足の小指と小指側の側面で体全体を支えてしまうようなイメージになるのです（小指側でエッジを効かせるように歩く）。

歩くという動きは、体重移動を合理的に行なうことです。前方への体重移動の連続運動ですが、これは、単に体を前に倒れ込ませるようにして足を出してゆくことではありません。

前足で支え続けることは、前方へ進んでゆく推進力の妨げです。このようなことを脱力と表現する人がいますが、それは違います。歩くときには前足の膝の力は抜きますが、後ろ脚の内股までは脱力はしません。実のところ、後ろ脚の内股の締めがないと、体は真っ直ぐに、しかも、あたかも脱力したようにストンとは前には移動しないからです。

単に、前脚の膝の力を抜いて体重移動を行なうのではなく、体重移動の最初の挙動は、後ろ脚の股関節内側の開放と締め、そして、小指側で地面を掴む力にあるのです。

この体重移動を行なうときの、後ろ脚の内股（股関節の内側）の開放と締めが、例えば、空手の前屈立ちの移動基本に使われています。前屈立ちは、足幅を前後に開いて頭の高さを変えずに前に移動してゆくのですが、これも全く同じ原理の動きが使われています。

おそらく、武術やその他の身体技法に共通する最も大切な動きが、この内股（股関節内側）の絞りと足の小指の使い方にあります。この絞り力を腰や腕に連動させて、さらに全身に伝えて体を動かしてゆくのが武術的な身体技法だと私は考えています。

例えば、空手の突きというものは、腰を振って突くのではなく、本当は内股（股関節の付け根）を瞬間的に絞ったり開放したりして突きます。そのときに当然、足の小指が地面を捉えています。

こういった武術的な動きというものは、本来、人体の動きの合理性を発展させたものにすぎません。なんら特別なものではなく、合理的な動きは健康体を創ることにつながるのです。

内股というのは腎臓系統の流れの急処でもあります。こういった内股と足の小指を意識して内股を絞ったり開放させたりして歩く練習をしていると、腰が締まり体の流れが良くなります。そして、体があたたまってくるのが分かると思います。

また、睡眠の項でも述べましたが、内

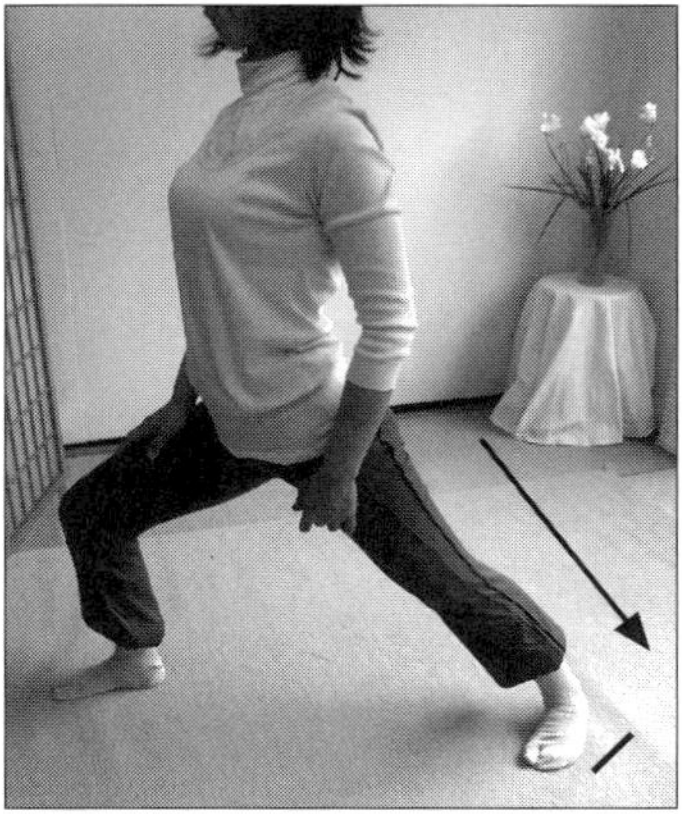

前屈立ち（後ろ脚の小指側でエッジを効かせている）

股は眠りの急処ですので、よく眠れる体になります。

最近の若者の足の形がおかしいのも、内股や足の小指に意識がないからです。体は単に伸びがあれば良いのではなく、どのように使っているのかを意識しなければ、本質的には変えることはできません。

・腎臓系が疲れている人の足の向き

そして、さらに脚をどのように使うかを考えるときに、まず、足の向きということを考える必要があります。足のつま先が内向きとか外向きとかいう場合に、どこを基準に内外と考えれば良いのかということです。

例えば、拳骨《げんこつ》を握って壁に当ててみます。手首が一番安定して強く感じられるのは、2番目と3番目の中手骨頭を壁に当てた場合です。

空手も常にこの2、3番目の中手骨頭で突きます。つまり、手首が真っ直ぐになり、しかも、握力が強くなるラインは、2、3指間を真っ直ぐなラインとして手を使ったときです。これと全く同じことが足にも言えるのです。

つまり、足の場合も、足の2、3指間が足首の真ん中と一直線に同方向を向いている状態が足が真っ直ぐである状態と言えます。この足の2、3指間と足首の真ん中と、そして、膝のお皿が一直線のライン上にあれば、小指の力で地面を捉えることができる脚の一番良い状態と言えるのです。

膝が痛くなる人は、足の中心線の2、3指のラインが1指の親指側に向いてきて、足首と膝のお皿の方向が一直線上にありません。

ですから、このラインを一直線上に立て直すこ

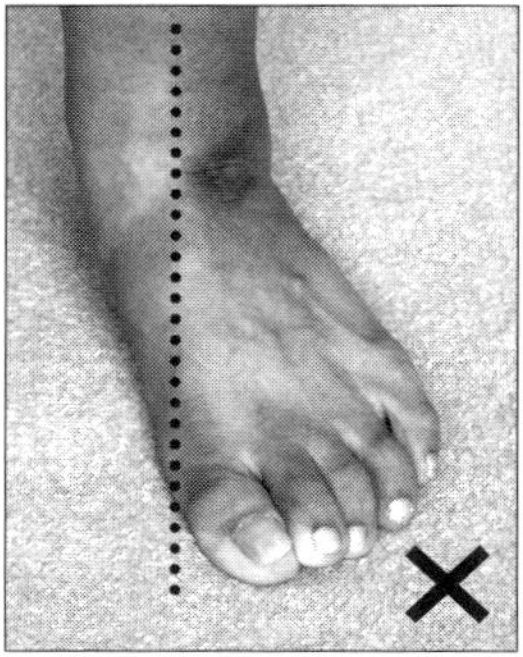

【悪い形】

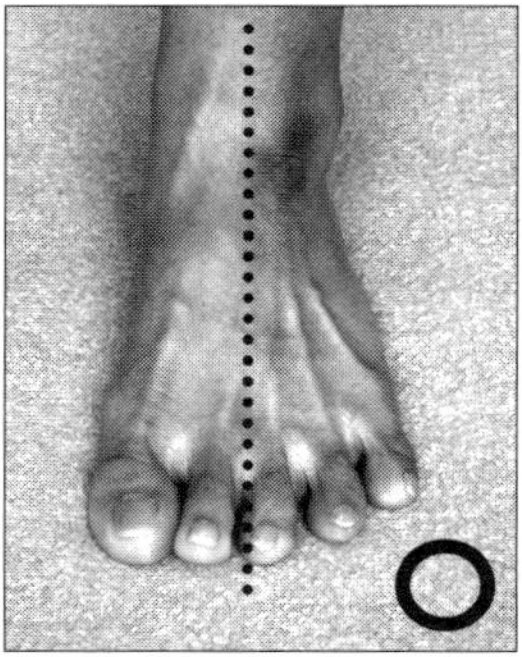

【良い形】

とにより、膝痛や股関節の痛みの問題や外反母趾、そして腰痛、全ての腎臓系統に絡んだ問題を根本的に解決することができるのです。体の冷えを感じる人も、足の中心が2、3指間ではありません。

3・座る

私の子供時代に東京の山手線に乗っていると、履き物を床に綺麗に揃えて、座席に正座している着物姿のお婆さんをよく見かけることがありました。これは極端な例としても、当時はまだ日本家屋の畳の部屋で生活している人が圧倒的に多かったために、正座や胡座といった座り方は日常的に行なわれていました。

しかしながら、現在の西洋化した日本の生活環境では、正座や胡座はほとんどの人がしなくなったと言えます。正座をしているから日本人は足が短いとか、正座をしているとは骨盤が四角くなるとか、根拠のないことを言う人もいますが、都会育ちの現代の若い女性の足腰が非常に虚弱なのは、むしろ、正座をしない、しゃがまない、踏ん張らない、という西洋的な楽な生活様式の中で育っているからなのです。

今や、和式の便器でしゃがむと、ひっくり返ってしまう女性が多いのです。これでは、体が冷えるなどというのは当たり前です。

腰が後弯してくる要因として、太もも後ろの硬直というものがあります。これは脚の後ろの全体の硬直なのですが、つまり、脚の後ろが伸びないと基本的に腰は下がります。例えば、椅子に座っていても、太ももの後ろが縮んでいる人は腰を丸めて座っています。腰が丸まって、椅子と接地している場所がお尻の肉の真ん中あたりになっています（次ページ写真参照）。いつしか腰は後弯した状態のままになってしまい、腹圧とのアンバランスを生み腰が痛くなってしまうのです。

一般的には、よく坐骨で座るのが良いと言います。それはもちろん良いのですが、整体学的には、会陰部（肛門と生殖器の中間の場所）で座るのが良いと考えています。会陰部が接地するイメージの方が、よりヒップアップしてくるからです。

座ることすべてにおいて、会陰部を意識できれば腰は下がりません。しかし、この会陰部を意識できる前提として、脚の後ろの弾力が必要なのです。

正座や胡座、そして、座禅で行なう結跏趺坐《けっかふざ》というのは、すべて、会陰部で座る状態を作る運動とも言えるのです。会陰部で座ることができれば、生殖器系の流れは良くなり、女性は婦人科系の病症に入りにくい体を保つことができます。

男女ともに、腰が下がり会陰部という感覚がなくなると、性的な能力が衰えてきます。特に女性には重要な部分なのです。性的な感覚にも関係しますので、脚の後ろを伸ばす体

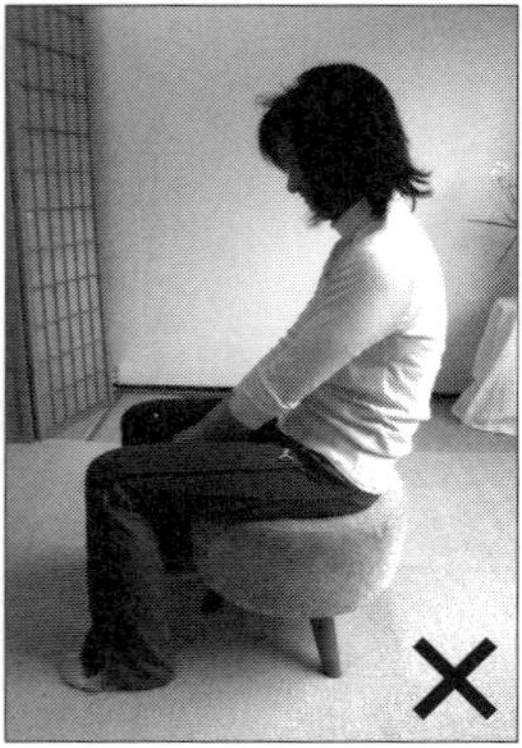
【悪い座り方】

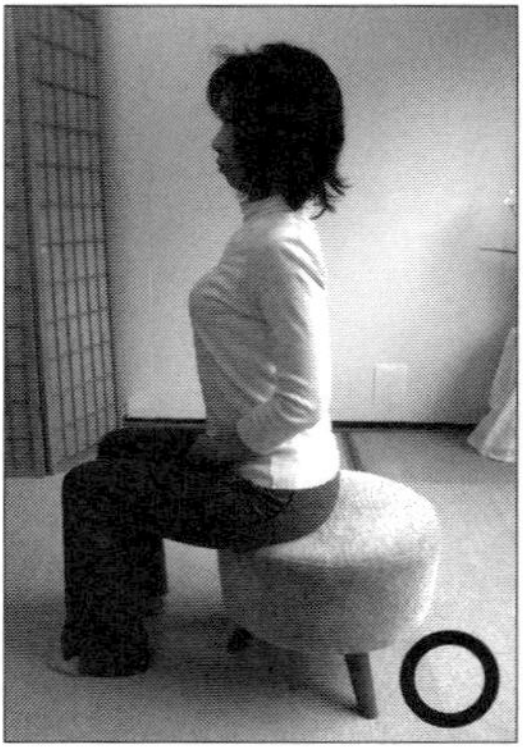
【良い座り方】

操や日常の自分の姿勢を修正して、会陰部を垂直に地球の中心に向けるように心がけ、正座や胡座を正しく長くできるようにする必要があります。

4・呼吸法を変える

立つ・歩くの章で、人の体には、足下から入り体を絞る螺旋状の力があり、また、それによって人は二本の足で立てる構造をしていることを述べました。このことは、さらに単に力学的な問題にとどまらずに、肺が膨らむという呼吸の動きにも深く関係しています。

赤ん坊においては、まず、体を反らすこととずりばいによって、股関節と骨盤を作り上げ肋骨を膨らませる力を養ってゆきます。これが呼吸器形成の第一段階です。この時点では肋骨の動きはまだ発達途上です。

そして、ある程度の呼吸力を作ると今度は立ち上がるわけですが、立ち上がることで足下から入る螺旋状の力を作り上げ、体をさらに絞り上げてゆきます。赤ん坊は、立ち上がることで呼吸器形成の第二段階に入ると言えるのです。

胸郭とは、ひとつの籠や箱のようなものではなく、脊柱と胸骨によって左右に分かれています。

背骨が反る力によって胸郭は膨らむのですが、前上方向にばかり膨らむのではなく、正確には左右にも膨らんでゆきます。

この動きは、足下から入る螺旋状の動きと全く同方向なのです。右足は時計回りに、左足は反時計回りの螺旋状の動きがあるように、胸郭も、右肋骨は時計回りに、左肋骨は反時計回りに膨らんでゆきます。

人は寝ていても呼吸は確かにできます。しかし、人が寝たきりになると呼吸器は次第に弱くなることでも分かるように、呼吸力というのは、立つという行為と背中を反らすという行為を赤ん坊の時から養っていることに、その基本があるのです。背中を反らせること、また、体を起こすことができなかった赤ん坊は、最後には呼吸不全で死んでしまう確率が高いのです。

つまり、人は二本の脚で立って歩くことで、胸郭の十分な膨らみを獲得する鍛錬をしていると言えます。歩くことと立つことは、即ち呼吸力なのです。

寝たきりになったり、歩くことができなくなると、急に体力がなくなり、死の方向へ向かうことが多いのは、呼吸力と足下から入る螺旋状の力が密接な関係にあるからです。

ペンギン歩きの腰の曲がった老人は、足の指の力がなく、この呼吸力がありません。

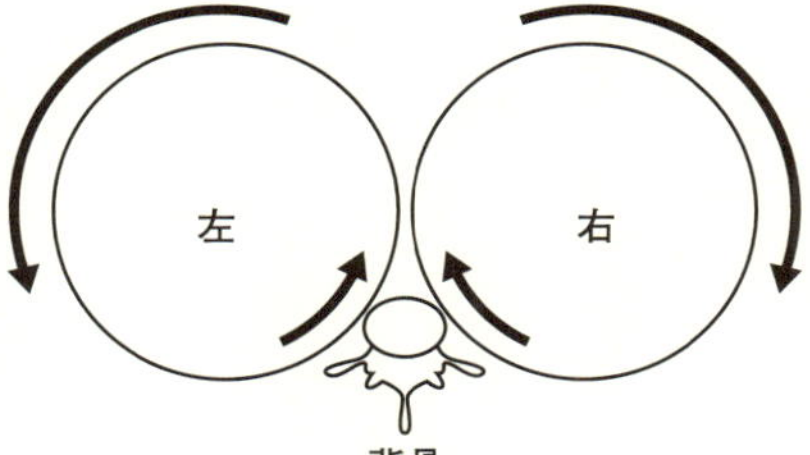

ですから、整体学的な呼吸の仕方（呼吸法）というものは、以上の観点から、腰から上の胸郭だけの動きのみを追究するものではありません。腹式呼吸とか胸式呼吸という方法でもありません。足下から入る螺旋状の力というものを考慮に入れなければならないのです。

丹田重視の呼吸法も、単に丹田という部位を膨らませたり力を入れたりしていますが、それだけでは不十分で、足下から入る螺旋状の力を認識しなければならないと整体学では考えます。

それでは、以下に整体学的な立位による呼吸法を紹介します。

①まず、足幅を肩幅くらいに開き立ちます。そのとき、両足のつま先が少し内側に向くようにします。

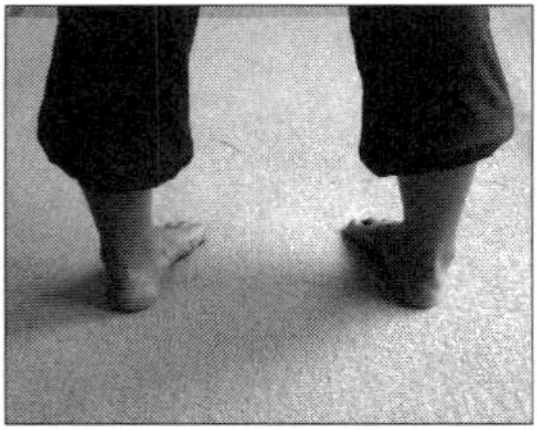
① 足幅を肩幅くらいに開いて立ち、つま先を少し内側に向ける。

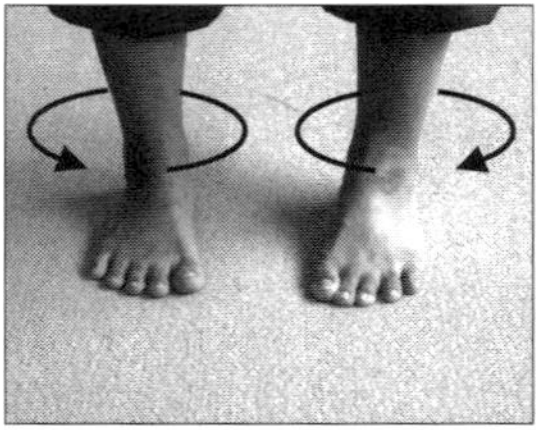
② 踵が内側に入るようなイメージで内股を絞る。

②両足の親指の付け根を支点として、踵が内側に入るようなイメージで内股を絞り込んでゆく（実際は踵は動かない）。そのとき、足の指、特に親指と二番目の指の間が広がってゆく感じが出るとさらに良い。

③内股が絞り込まれる。そして、脚の後ろ（膝の後ろ）がピンと伸びると同時に腰が前弯しヒップアップする。

④ヒップアップする力で背中が反り、胸郭が開いてゆく。

⑤胸郭が開いてゆく力で伸ばした腕の両手の平が回外してゆく。

この、①〜⑤の動きを、最初に、吸いの呼吸に

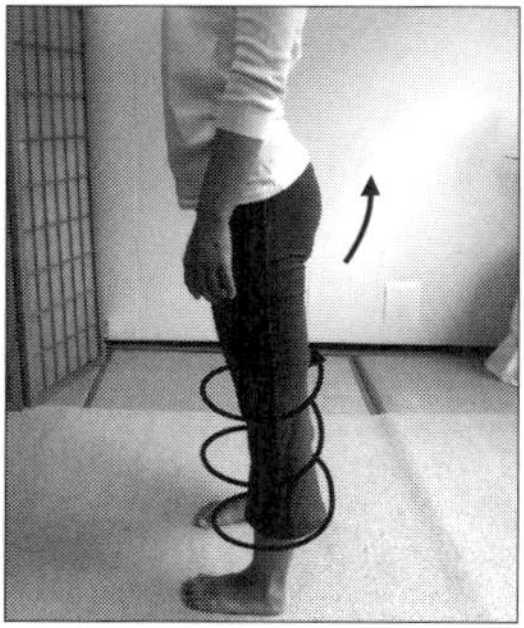

③ 脚の後ろがピンと伸び、腰が前弯しヒップアップする。

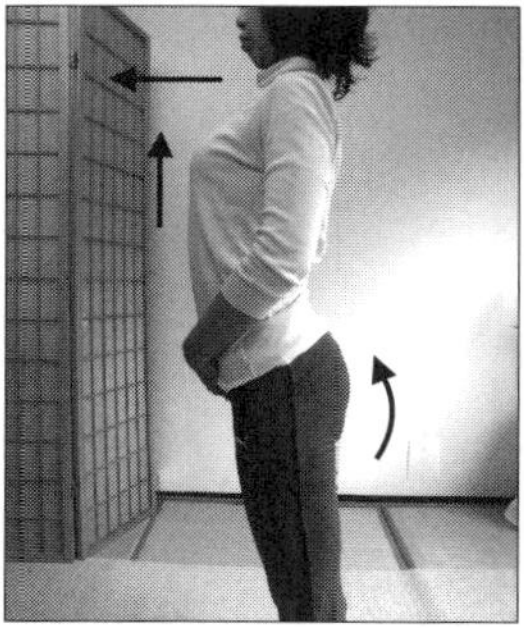

④ 背中が反り、胸郭が開く。

合わせます。ゆっくりと息を吸いながら行ないます。息を吐くときは脱力します。息を吸うときに足下の螺旋状の力を感じることができるはずです。

この方法を練習していると、最終的には、息を吸っても吐いても螺旋状の力を足下から感じることができるようになり、呼吸が深く長くなり、体と呼吸の絞り感の連動性が養えます。

そして……最終的に臍が開きます。

拙書、『誰も書かなかった整体学』において、足腰の硬い人には丹田の体感は不可能と述べました。

しかしながら、一見体の柔軟な人、例えば、

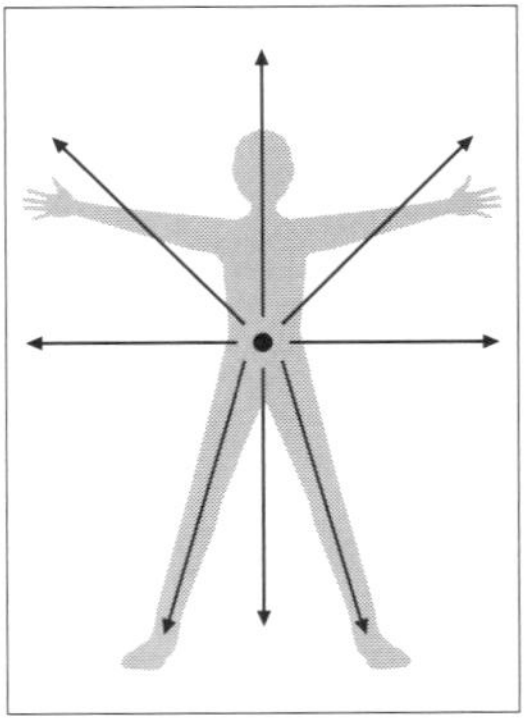

臍が開く

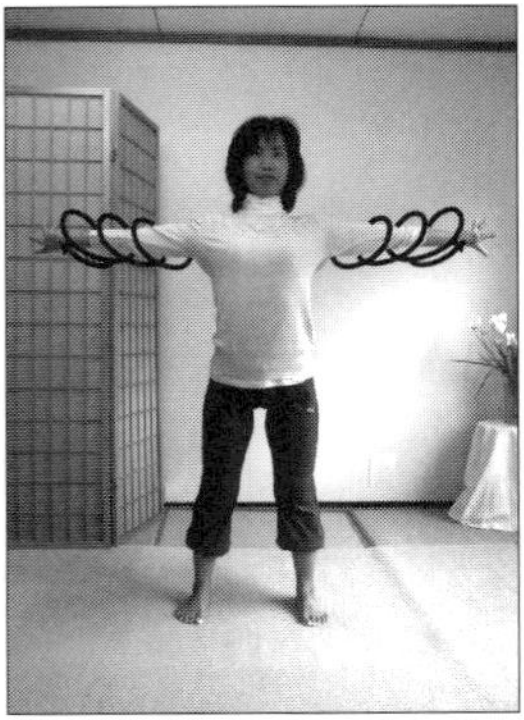

⑤ 両手の平が回外していく。

ヨガや体操のインストラクターでも、この体の絞り感がなければ、つまり、螺旋状の力が肋骨を広げる感覚というものを体感していなければ、やはり、丹田の感覚は不十分なのです。単に、関節が緩いのではダメです。

人の体は、連動性のある柔軟性が必要であり、その上に、体の絞り感といった螺旋状の力を感じることが必要なのですが、さらに、その絞り感を呼吸と共に感じることが本当は重要です。こういった体の絞り感は、筋トレをして単独の筋肉を大きくしても養うことはできません。体をひとつのものとして考え使わなければ作られはしません。

体を絞ることは体を伸ばすことに通じています。体を伸ばすことができないから、体を絞れないから痛みが出るのです。例えば、腰痛は、腰を絞る力がなくなって起こる、つまり、腰を反らすことができなくなって起こるとも言えます。腰の反りというのは何度も取り上げましたが胸椎10番、11番の腎臓系統のラインの硬直と深く関係しています。

体を絞るというのは、この部分が硬直するとできなくなってしまいます。ですから、呼吸と体の絞り感を作り上げることは、腎臓系統の流れを改善させ、体をあたためる方向へ導くのです。

腰が痛いと言って病院へ行くとレントゲンを撮られます。そして、腰の骨が歪んで神経を圧迫しているなどと診断されますが、実際にそんな状態になっているのはごくわずかです。骨がもろくなって歪んだり、体重が重いから骨が潰れるのではなく、体を反らすこと、伸ばすことができなくなった硬直した体があるから土台の腰に痛みが出るのです。

体のすべての病症や不具合というものは、一言で言って、体を絞れなくなって起こる、螺旋状の力がなくなって起こると言えます。体の冷えも一緒です。

普段の生活の中で、立つ・歩く・座る・呼吸する、ということを今一度振り返ってみてください。今まで書いてきたことは細かすぎて理解しづらいかもしれません。また、一般西洋医学からかけ離れすぎて戸惑うかもしれません。

しかし、体を変えるにはここまで細かく体を考える必要があります。体の左右差や心と体の連動性を自覚し、臍を中心に関節や筋の伸びを回復させ、最終的に体を絞り込む螺旋の力を取り戻すのです。

それには、足の小指をどのように使って立ち歩くか、呼吸をどのようにするかといった工夫が必要になるのです。そして、このようなことを日々変革してゆけば、必ず体の流れは根本的に改善され、体があたたかく、しかも、体を使うことが毎日楽しくなるはずです。

そして、人の体というものはサプリメントや薬という外から入れる物で変わるのではなく、自分の内からの変化によって本質的に変わるものであることが分かることでしょう。人生において、自分の体を変えてゆくことほど面白いことはないと私は思います。

おわりに

私は、人の体を考えるときに、その根本にいつもひとつの大きな疑問がありました。それは、「この地球上には、どうして生物が生まれたのか」というものです。

「何億年もかけて、いろいろな物質が化学反応をおこして単純な細胞を生みだし、徐々に進化し、様々な生物を誕生させた」と、言えばその通りだと思います。

しかし、それでは本当の答えにはなっていません。つまり、この地球という惑星に生物が発生した根本の理由は何なのかということなのです。

古代中国に起源を持つ哲学理論に「陰陽五行説」というものがあります。一切の万物は陰・陽の二つの気によって生じているという考え方で、木・火・土・金・水の五行の内、木と火は陽に、金と水は陰に、そして、土はその中間にあるとするものです。

簡単に解釈すると、世の中のすべては相反する二つの様相の上に存在しているということです。この宇宙には全て相生と相剋する二つの要素が存在し、また、だからこそ宇宙が構成されているということなのでしょう。

地球上における陰陽の最も分かりやすい具現物は、男と女、そして、太陽と月です。男と太陽は陽であり、女と月は陰になります。男の体は太陽に、女の体は月に支配されるわけなのですが、元々、この地球上の生物のほとんど全てが雌雄の関係性で成り立っています。そして、その根本に地球の誕生以来存在している、太陽と月があるのです。

この地球上では、皆既日食という現象が起きます。

太陽と地球の間に、月が一直線上に並び太陽を隠す現象です。これほど陰陽の世界の本質を垣間見る現象はありません。寸分の狂いもなく太陽と月の大きさが合致してしまうのは、太陽と月と地球の位置的相関関係が揃っていなければ成り立ちません。この奇跡的な位置関係は一体偶然なのか、必然なのか。

しかし、この奇跡的偶然性（必然性？）こそが、この地球に生命を誕生させた理由だと私は考えます。

つまり、太陽（男）と月（女）が合致したときに、その子供である地球に生物は生まれたのです。太陽だけでは生命は生まれなかった。月だけでも生命は生まれなかった。太陽と月と地球の奇跡的コントラストがあったからこそ、この地球に生命は生まれたのです。

いくら科学が進歩しようと、生命エネルギーというものの本質は解明できません。ビーカーの中で液体を混ぜ合わせてみたところで、なにやら蠢く細胞は出てくるかもしれません。しかしながら、その細胞を蠢かしているエネルギーは解明はできないはずです。

つまり、この地球というのは、陰陽という相生相剋する宇宙エネルギーの現出する舞台装置が奇跡的に整ったゆえに、隠されたエネルギーが形となって現れることができたステージだったのです。

陰陽があれば、その中間の中庸混濁の世界もあります。この地球はまさに中庸混濁の世界です。陰にもなれば陽にもなる、それは我々人間の精神世界そのものです。人の人生、人の一生は、美しくもあり悲しくもあり、楽しくもあり寂しくもあります。その激しく揺らぐ感情の世界は、この陰陽の世界に生きる生命体の宿命なのかもしれません。バラ色の人生などあるわけもなく、それを追い求め過ぎることで何かを失ってゆくのです。

本書を書き進めてゆくにしたがって、私は現代日本人の体がなぜこれほど悪くなって、あたためることをこれほど現代人が求め、また必要にしているのか、その本質を改めて考えました。

突き詰めるところ、その本質は、現代人の体というエネルギー体の持つ陰陽のバランスが崩れてきているからなのではないでしょうか。つまり、現代人は陰陽の振り幅を失い、あまりにも陰の状態の方に傾きすぎている、というのが本当のところなのではないでしょうか。「陽が良い、陰が悪い」と、いうのではありません。陽があれば陰もなければならないのです。そのバランスを見失っているのです。

生きるということが陽なら、死は陰です。

人は自分の体と心の持つエネルギーを使い果たしたときに死ななければなりません。永遠に生きる人などどこの世にいません。小さなサイクルで考えたときには、朝、目覚めたときに生き、夜、寝るときに死ぬのです。生きる中にも病気という陰はあり、人は常に生き死にを練習し、陰陽の世界からは逃れられないのです。言ってみれば、人の体は陰陽の世界で輪廻するエネルギーのひとつの形です。

しかし、現代医学は、人の体を骨や筋肉や血管や神経から成る単なる物質のかたまりに過ぎないと考えています。そこには陰陽の概念はありません。

だから、病気は薬で抑えて、臓器は切り刻んで取り除きます。そして、現代では多くの人が病院で死を迎えなければなりません。体を切り刻み、体中にチューブをくりつけられ、最期まで薬漬けにされ、意識は朦朧として自分が一体何なのか、どこにいるのかも分からない、そんな状態で死を迎える延命治療というものがありますが、そういった状態を故意に作り上げ人を死なせることが現代医学の最終手段なのです。

つまり、体の中の物質を変えれば体は長持ちができると考えているのが現代医学です。命というものを切った貼ったで保てるという考え方です。

この、肉体を単なる物質と捉える現代医学の世界に一旦足を踏み入れ、それに盲従してしまうことで、その人は最終的に自分の体の中にある本質的な陰陽の世界のバランスを放棄することになります。と言うより、自分の体の中の陰陽の世界を見失うのです。

しかし、この世界は物質だけで存在しているのではありません。

人の体も、筋肉や骨や血管や神経が集まった単なる物質ではありません。

地球という舞台に命を与えてくれた解明不可能なエネルギーが存在し、我々は、たまたま奇跡的にその一部としてここに現出しています。しかも、その壮大なエネルギーと自分とはつながっているのです。そのつながり合いとしての陰陽のバランスが崩れることで、体はひとつの病気の形になるのです。科学が進歩発達している今日こそ、形而上学的な世界が実は人の体を作っているのだということを認識する必要があるのです。

つまり、どんな人でも、自分の体の中には太陽と月が存在しているのです。

整体・健昴会　宮川眞人

謝辞

今回の出版に関しては、企画から彩図社の本井敏弘氏に大変お世話になりました。また、同編集部の柴田智美さんにもお手数をおかけいたしました。
体操のモデルの笹島万寿美さん、小豆タオルの見本制作をして頂きました（有）ホームスパンの村田ひろみさん、そして、大阪の講習会に毎回出席されている諸先生方、皆様方にこの場をお借りしまして心よりお礼申し上げます。

連絡先
宮川整体／整体・健昴会（からだそだて整体学の健昴会）
〒151−0063
東京都渋谷区富ヶ谷1−8−4　千田マンション203
電話　03−3460−5435

〈著者プロフィール〉
宮川眞人（みやがわ・まこと）
1962（昭和 37）年東京・新宿区生まれ。
早稲田大学第二文学部東洋文化専修卒業。
「身体論の構築と、自らの実践による証明」はライフワーク。
その研究の一環として、1998 年、整体の施術所を東京・代々木八幡に開設。
現在、宮川整体／整体・健昴会代表。

あたため整体学

平成 27 年 1 月 15 日第一刷

著　者　宮川眞人

発行人　山田有司

発行所　株式会社　彩図社《さいずしゃ》

〒170-0005 東京都豊島区南大塚 3-24-4 MTビル
TEL:03-5985-8213
FAX:03-5985-8224

印刷所　新灯印刷株式会社

URL：http://www.saiz.co.jp
http://saiz.co.jp/k（携帯）→

ⓒ2015. Makoto Miyagawa Printed in Japan ISBN978-4-8013-0044-6 C0147
乱丁・落丁本はお取り替えいたします。（定価はカバーに表示してあります）
本書の無断複写・複製・転載・引用を堅く禁じます。
本書は、平成 23 年３月に小社より刊行された単行本を再編集し、文庫化したものです。

宮川眞人の著書

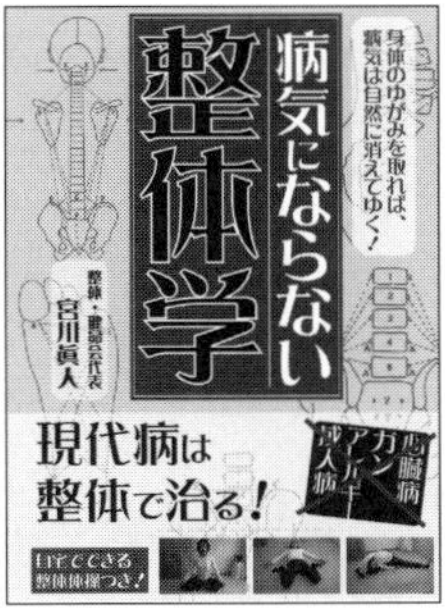

病気にならない整体学

こんにちでは、現代医学といえば西洋医学のことだ。病気になって初めて、病院へ行ったり薬を飲んだりするのが常識になっているが、実はそれよりも効率のいい方法がある。

東洋医学から生まれた整体だ。「病気になったらどうするか」でなく「病気を遠ざける」という考え方に基づいた、整体が丸ごとわかる１冊である。

文庫判　590 円＋税

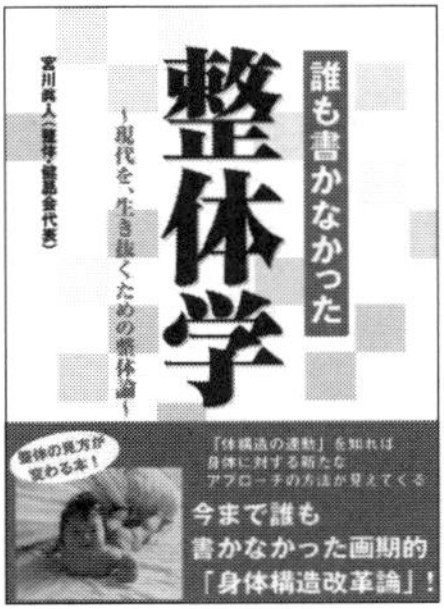

誰も書かなかった整体学

「私たちは本来、真の健康というものにアプローチする、現代医学以外の様々な選択肢を持ってよいはずなのです。病気治しのためではなく、病気に無縁になるためにです。」

どんな体がどんな病気になってしまうのか？　今まで誰も書かなかった画期的「身体構造改革論」！

文庫判　619 円＋税

宮川眞人の著書

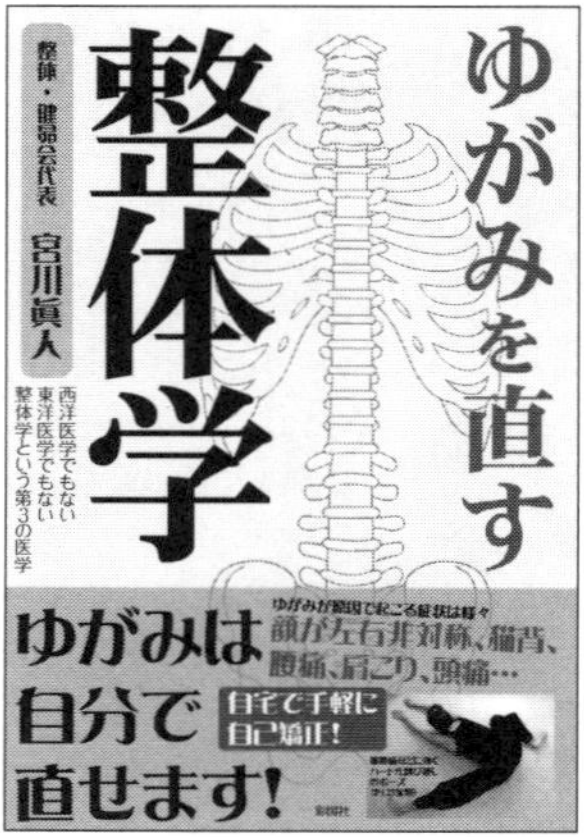

ゆがみを直す整体学

「体のパーツが左右非対称で悩んでいるんだけれど、これはゆがみのせいなの？」

「肥満と体のゆがみは関係があるって本当？」

「自分で体のゆがみは直せるの？」

多くの人を悩ませ、時には病気にまで発展してしまう「人の体のゆがみ」がいったいどういうものなのかを解明する整体学のアプローチを紹介。

ゆがみチェックリストと、自分でできる整体体操を収録！

ISBN978-4-8013-0027-9　4-6判　1200円＋税　彩図社刊